活出生命的意义

〔奥〕阿尔弗雷德·阿德勒 著

齐昂昆 译

中国言实出版社

图书在版编目（CIP）数据

活出生命的意义 / (奥) 阿尔弗雷德·阿德勒著；
齐昂昆译 . -- 北京 : 中国言实出版社 , 2023.11
　　ISBN 978-7-5171-4655-1

　　Ⅰ . ①活… Ⅱ . ①阿… ②齐… Ⅲ . ①精神疗法
Ⅳ . ① R749.055

中国国家版本馆 CIP 数据核字 (2023) 第 208641 号

活出生命的意义

责任编辑：李　　颖
责任校对：薛　　磊

出版发行：中国言实出版社
　　　　　地　　址：北京市朝阳区北苑路 180 号加利大厦 5 号楼 105 室
　　　　　邮　　编：100101
　　　　　编辑部：北京市海淀区花园路 6 号院 B 座 6 层
　　　　　邮　　编：100088
　　　　　电　　话：010-64924853（总编室）　010-64924716（发行部）
　　　　　网　　址：www.zgyscbs.cn　　电子邮箱：zgyscbs@263.net

经　　销：新华书店
印　　刷：河北万卷印刷有限公司
版　　次：2024 年 3 月第 1 版　2024 年 3 月第 1 次印刷
规　　格：880 毫米 × 1230 毫米　1/32　9.25 印张
字　　数：178 千字

定　　价：59.00 元
书　　号：ISBN 978-7-5171-4655-1

谨以此书献给全人类大家园，通过阅读此书，希望大家能对自己有个全新的认知。

目　录

第一章　生命的意义

1

人类生活在所谓"意义"的领域内。我们并非纯粹地体验事物本身，而是在事物本身对人类的意义中体验着现实环境。从源头上说，我们的体验甚至都被人类有目的地赋予一定意义。例如，"木头"意味着与人类相关的木头，"石头"意味着"成为人类生活一部分的石头"。如果一个人试图逃避这些意义，只关注事物本身，那他无异于是在将自己与这个世界相隔离，那么他的一切行为与这个世界上的任何人都将毫无瓜葛，甚至是毫无意义。没有人能够逃避意义。我们总是通过赋予现实的"意义"来体验现实，但这并非现实本身，只不过是被我们赋予了某种解释意义的东西。因此，我们会自然而然地认为这种意义总是或多或少地未完成，或不完整，甚至是不正确的。意义的领域就是这样一个充满误区的领域。

如果我们问一个人："生命的意义是什么？"他可能无法

作答。大多数人并不会去烦恼这个问题，也不会尝试去思索答案。尽管这个问题和人类历史一样悠久，而且在我们这个时代，无论年轻人还是老年人，都时常会发出这样的疑问："人活着是为了什么？生命的意义是什么？"然而，我可以这样说，一个人只有当遭受挫折、历经磨难时才会提出这个问题，但凡一切顺风顺水时，这个问题绝不会被提上议程。

然而，不可避免的是，每个人都在他的行为中提出并回答了这个问题。如果我们忽视他的言辞，只注视他的行为，会发现每个人都有他自己的"生命的意义"，而他的所有举止、态度、动作、表达、习性、抱负、习惯和性格特质都与此相吻合，他所有的行动中都蕴含着对世界和自己的认知和考量，于是他做出了这样一种判断——"我就是这样，而宇宙就是那样"，以此给自己赋予了意义，也给生命赋予了意义。

人类对生活的解读有多少种，世界上就有多少人。如我们所说，每一种解读都可能或多或少地存在一些误解。没有人可以掌握生命的绝对意义，可以说，任何具有一定功用的解读都不能被完全否定为错误的。所有的解读都在这两个极端之间徘徊。然而，我们可以在这些解读中区分出哪些答案更恰当，哪些答案更糟糕；哪些误解较小，哪些误解较大。我们能找出更好的解读所共有的特点以及糟糕的解读所缺失的部分。这样，我们就能总结出一种较为科学的"生命的意义"，一种可以衡量真实解读的通用尺度，一种能让我们面对与人类相关的现实的解读。再次提醒，这里的"真实"是指对人类而言的真实，是符合人类的目的和目标的真实。除此之外，没有其他的真实存在，即便有其他的真实，那也永远与我们无关。既然我们永远无法知晓它，那么它对我们来说就毫无意义。

在我们短暂的一生中，每个人都被三个基本问题所束缚，我们需要关注这些问题，并以此构筑自己的现实世界。人生在世所有问题都与这三个问题有关，人们总需要对此作答，而这些答案往往能揭示其对生命意义的独特诠释。第一个束缚，便是我们只能在这个贫瘠的地球上生活，别无他处去。我们必须在居住地为我们设定的限制和可能性下发展，进而发展自己的身心，以维持在地球的个人生活，并为人类的繁衍做贡献。这是一个无人能逃避的问题，每个人都必须对此做出回应。我们所做的一切都是对人类生存境况的回应，它们展示出什么是必要的、恰当的、可能的及令人向往的看法。每个回应都必须考虑到我们是人类的一员，是居住在地球上的一种生物这一事实。

如今，当我们考虑到人体的易损性和生活环境中的不确定性时，就可以清楚地看到，为了自己的生命和人类共同的福祉，我们必须尽力确定和深化对生命意义的解答，让这些答案变得更具深度、连贯性。这就像面对一个数学问题一样，必须全力以赴地去推敲求证，不能依赖猜测或者随意应对，而必须坚韧不拔地利用一切手段去解答。当然，大多数人可能无法找到一个绝对完美的或一劳永逸的答案，但我们依旧要竭尽全力地去寻找，找到一个无限接近完美的答案也足以。这一答案必须可以直接适用于我们紧紧依附于这个贫瘠的星球——地球的事实，以及我们所处的位置带来的所有有利的和不利的条件。

接下来我们来谈谈第二个束缚。众所周知，我们并非人类社会的唯一成员，我们周围还有其他与我们共同生活的人类。个体生命的脆弱和有限性使人类无法在与世隔绝的前提下确保自己的目标得以实现。如果一个人试图离群寡居，试图仅靠自己的力量解决问题，他必将自取灭亡。因为他根本无法维系自己的生活，也无法延续人类的生命。人总是与其他人紧密相连的，而人与人之所以紧密相连，正是由于人类自身的脆弱、不足和有限性。基于自己和全人类的福祉而言，人类必须走最重要的一步，那就是联合起来，保持合作。因此，对生命问题的每一个回答都必须考虑到这个束缚，即这个回答必须建立在我们生活在社会当中，且独自一人就会灭亡的事实下。为了生存下去，连我们的情感都必须与这个最大的问题、目标和目的相协调，即在我们居住的这颗星球上，必须与同胞们和谐共处，以此维系个人的生活、延续人类的生命。

我们存在的第三个束缚是人类有两种性别划分。无论是个体生命，还是人类共同生命的延续都必须考虑到这个事实。正是在此基础上，爱情和婚姻的问题成了男人、女人、任何人都无法逃避的问题。人类在面对这个问题时的所作所为就是他所做出的回答。人们试图解决这个问题的方式有很多，而这些行为方式总是显示出他们对于这个问题的独特理解。

综上所述，三种束缚设定了三个问题：如何谋求一种职业，让我们能在地球自然条件所设定的限制下生存；如何在我们的同类中找到相应的位置，使我们能互助合作并分享利益所得；如何接受我们生活在"人类有两种性别划分"这一事实之下，以及人类的延续和发展取决于我们的爱情生活这一事实。

个体心理学认为，生活中遇到的所有问题都可以归入这三个主要问题之下——职业、社交和性。每个人对这三个问题的回应都会毫无疑问地揭示出他对生命的意义有着怎样深刻的理解。举例来说，假设有一个人，他的爱情生活不完整，对职业也毫无进取心，朋友很少，因为在与同伴接触时，他常常痛苦不堪。那么，从他的生活限制和约束中，我们不难推断他所理解的生活或生命是一个艰难而危险的事。生活对他来说，机会很少，失败却很多，于是，他的行为领域越来越窄，他会对生命的意义做出这样一种判断："生命意味着保护自己不受伤害，隔绝自己，避免接触。"

相反，假设有一个人爱情生活甜蜜而融洽，工作成果十分瞩目，朋友众多，交际甚广且富有成果。对于这样的人，我们可以推断他所认识的生活是一项创造性的过程，生活中充满了机会，没有难以克服的困难。那么，他在面对生活中的所有问题时都将充满勇气，于是可以解读为他会对生命的意义做出这样一种判断："生活意味着作为社会的一员，与同伴携手并进，为人类福祉贡献出自己的一分力量。"

到这里，我们可以归纳出所有错误的"生命的意义"的共同特征和所有正确的"生命的意义"的共同特征。所有的失败者——精神病患者、犯罪者、酒鬼、问题少年、自杀者、变态者和娼妓——这些人的失败是因为他们缺乏同情心和社会兴趣。他们在面对职业、友谊和性的问题时，缺乏与人合作的意识和信心。他们赋予生活的意义是一种只属于他自己的个人的意义：除他们自己以外，没有人能从他们规划的目标中获益，他们的兴趣也只停留在自己的人格上。他们所认为的成功目标只是一种虚构的个人优越感，而这种成功也只对他们自己有意义。曾有个凶手承认，他只有在手握毒药时才能感受到力量，显然这一点能证明他所在乎的只有自己，对其他人来说，拥有一瓶毒药根本不能收获什么优越感。个人的意义实际上并没有任何意义，因为意义只可能在人际沟通中产生：只对一个人有意义的词实际上是无意义，只对一个人有意义的目标和行动也是一样的。人类唯一的意义就是于他人而言有意义。每个人都在努力寻找自己的重要性，但如果意识不到个人全部的重要性不包含在对他人生命的贡献中，他们就会走上歧路。

2

所有真正的"生命的意义"都有一个共同的特征，那就是它们都具有共享性——意义适用于其他人，且其他人也可以接受其为有效的意义。如果某个人的方案很好地解决了他某方面的生命问题，那么它也能为其他人指明道路，因为我们不难发现，真正有效的解决方案能够解决所有同类型的问题。即使是天才，也不过是最高级的实用性人才：只有当一个人的生活被认为是对大多数人有意义时，我们才判断他为天才。所以，生命所表达的意义永远都在于"为集体做贡献"。我们并不是在谈论表面上的动机，而是在谈论实际造成的影响。

我们关闭视听，只去看他们实际做了哪些成就。一个成功应对人生问题的人，他会自然而然地意识到，生命的意义在于对他人产生兴趣和与他人进行合作。他所做的一切似乎都是以同胞的利益为导向，而遇到困难时，他也只会选择符合人类利益的方式来克服它们。

对许多人来说，这可能是一个全新的观点，他们会怀疑难道我们赋予生活的意义真的只应该是对人类做贡献、对他人感兴趣以及与他人合作吗？他们可能会问："那么个人呢？如果总是考虑别人，致力于为他人谋利益，他自己的个性不就被埋没了吗？对于那些想要得到正确的指引，从而实现自身发展的人来说，他们是否需要关照一下自己的需求呢？在这一过程中，我们是否应该先学会保护自己的利益或者强化自己的个性呢？"我相信，这种疑问本身就是一个天大的错误。如果一个人在他赋予生命以意义的过程中希望做出贡献，如果他的所有情感都指向这个目标，他自然会为此全力以赴，使自己适应目标，而后在社会情感中训练自己，并通过实践获取技巧。只有先确定了目标，训练才会随之而来，然后，他才有机会去解决生命中的三个问题，以及发展自己和装备自己。以爱情和婚姻为例，首先我们得对伴侣有兴趣，才愿意去拼尽全力给伴侣更轻松富足的生活。如果一个人没有明确的目标，只在一片空虚中盲目发展个性，只会让自己变得更加专横和不愉快。

我们可以从另一个角度看出，贡献才是生命真正的意义。我们可以环顾四周，看看从祖先那里所继承的遗产，看到了什么呢？放眼望去，所留下的全是祖先为人类生活所做出的贡献，那井井有条的耕地、宽阔的道路和宏伟的建筑；最宝贵的是他们生活经验的传承，以文字的形式体现在传统、哲学、科学和艺术中；还有他们应对人类环境的各种技能。这些成果都是那些努力为人类谋福利的人留下的。那么其他人呢？那些从未参与过人类合作的人，是否给生命赋予了不同含义呢？那些只关心"我能从生命中得到什么"的人又怎样了呢？他们没有留下任何痕迹。人走茶凉，连他们的整个生命都似徒劳，仿佛地球也在对他们说："我们不需要你，你不适合生活。你的目标和努力，你所珍视的价值，你的思想和灵魂，都没有未来。离开吧！你是无意义的，消亡吧！"对于那些不愿与人合作，并认为生活的意义不在于此的人，他们所得到的评判最终都是："你们毫无用处，没人需要你们。离开这里吧！"当然，我们现今的文化也并不多完善，仍然存在许多瑕疵。一旦发现某个瑕疵，我们就应该立马改变它，但这个改变仍然要建立在以提升人类福祉为前提的基础上。

古往今来，总有人能理解这个事实，他们知道生命的意义在于关照全人类，并努力培养自己的社会兴趣和爱心。个体心理学从科学的角度进行讨论，也得出了同样的结论，而且还提出了科学的技术。我相信，这是一个大跨越，也许科学在使人们更关照他人和人类福祉方面，比任何政治都能做得更出色。尽管我们选择从不同的角度来看待这个问题，但最终的目标是相同的——使人们更关照他人。

赋予生命以意义，也许它会像我们的守护天使一样保佑我们获得平安、喜乐，也许它也会像恶魔一样盘桓在我们

周围，令我们陷入无穷的黑暗。既然如此，那么最重要的
是，我们应该如何理解这些意义是如何形成，又如何相互区
别，以及当它存在某些错误时又该如何予以纠正。这正是心
理学要探讨的问题，它不同于生物学或生理学，而是基于对
人类福祉的理解，以及这些意义在影响人类行为和命运上的
应用。

3

　　婴儿从出生之日起，我们就能看到他对"生命的意义"
的潜在探寻。是的，哪怕是一个婴儿，也在努力估量自己的
能力，以及自己对周围的一切所能做出的最大努力。最多不
超过五岁，他便已形成一个统一而明确的行为模式，也形成
了一套自己所特有的处理问题和实施任务的方式方法，然后
确定对世界和对自身所期望的最深层、最持久的概念。从
那时开始，他便通过一个稳定的认知模式来看待世界：经验
在被接受之前就已被预先解释了，而这种解释又总是与最先
被赋予的生命的意义相符。即使这个意义错得很离谱，即使
它导致我们对问题和任务的处理方式不断出错，乃至于让我
们陷入不幸和痛苦，这个意义也绝不会轻易被放弃。只有重

新考虑造成这种错误解释的情境，认识到错误并修正认知模式，才能将其纠正。也许一个人在认识到错误的处理方式对自己造成的严重后果后，会被迫去修正所赋予的生命的意义，并且成功地靠自己的力量完成这一修正，但这种情况十分罕见。在没有任何社会压力的情况下，人们可能永远不会做到这一点，或者发现继续用原有的行为方式，他将陷入绝境；并且大多数情况下，要想修正这种错误的行为方式，最好借助某个熟悉这些意义的人的帮助，因为他们往往可以参与发现原始的错误并给出一个更为恰当的对生命的意义的建议。

让我们借助一个简单的例子来阐明孩童时期的经历是如何被不同的方式所解释的。不幸的童年经验可以赋予完全不同的意义，一个经历过不幸的人不会因此而陷入困扰，除非这些经历为他揭示了一个未来可得到改善的视角。他可能会这样感叹："我们必须致力消除这种不幸，以确保我们的子女不会重蹈覆辙。"另一个人可能会这样认为："生活是不公平的，别人总是占据优势。既然世界对我如此冷漠，我为什么还要尊重世界？"就这样，有的父母可能会对他们的孩子说："我小时候也经历过同样的艰辛，但我挺过来了。那么你们为什么不能？"第三个人可能会觉得："因为我的童年很不幸，所以我做的一切都应该得到原谅。"三个人对童年经验的解释都清晰可见地体现在他们的行为模式中；他们永远不会改变自己的行为，除非率先改变了自己对事情的理解。这正是个体心理学对决定论理论的突破之处。没有任何经验能造成绝对的成功或绝对的失败。我们并不是因为经验，或所谓的创伤而痛苦；而是根据目标从中创造出自己所需要的东西。我们赋予经验以意义，这恰恰决定了我们的行为模式，而当我们将特定的经验作为未来生活的基础时，很可能就犯了某种理解上的错误。意义并不是由环境决定的，而是我们通过赋予环境以意义来塑造了自己的人生。

诚然，我们必须承认，的确有一些儿童会因童年时期的环境而对生命意义产生了严重的误解。结果就是，这些孩子在以后的人生中往往难逃失败的厄运。首先，我们必须提到那些在身体上有缺陷或在婴儿时期就患有疾病的孩子。这些孩子承受着过重的生活负担，以至于很难察觉到生命的真谛在于奉献。除非有人能够帮助他们将注意力从自身的困境中转移开，引导他们对他人的生活产生兴趣，否则在未来的人生道路上他们可能只会关注自身的痛苦。随着时间的推移，他们将越来越注意到自己与他人的不同而感到无比挫败，尤其在我们现在的社会中，他们会因同龄人的怜悯、嘲笑或排斥而产生严重的自卑感。这些都会促使他们更加偏重自我，从而失去信心，认为自己无法为社会做贡献，把自己当成被世界遗弃的人，一生都陷入个人的耻辱感中。

我想，我可能是首位描述孩子们因身体器官的缺陷或腺体分泌异常而面临困扰的人。虽然这方面在科学领域已经取得了显著的进步，但其发展方向几乎未能朝我所希望的方向前进。自始至终，我都在寻找一种克服这些困扰的方法，而不是非要把它们归咎于遗传或身体状况。器官的不完善不是迫使人们选择错误生活方式的借口，正如我们从未见过两个孩子因相同的腺体问题而产生相同的反应一样。实际上，我们常常能看到孩子们不遗余力地克服这些困难，并因此发展出非凡的解决问题的能力。因此，个体心理学从未积极宣传优生优育计划。有许多杰出人士，尽管他们的身体器官存在某种缺陷，但他们仍然对我们的文化做出了巨大的贡献。他们的健康状况堪忧，有些人甚至不幸过早离世，但恰恰是那些在孱弱的身体和糟糕的环境之间与困难抗争的人，在促使着人类文明的进步，以及为此做出巨大贡献。苦难使他们变得更强，走得更远。我们无法仅凭肉眼就判断出一个人的精神发展未来会向着哪个方向行进。然而，到目前为止，大多数先天不足的孩子并未得到过恰当的指导，以至于他们并未正确地理解困难，而把眼光始终停留在关照自我身上。这就是为什么我们在那些早年就因器官缺陷而承受重负的孩子中发现了如此多的失败者的原因。

被宠溺的孩子往往构成了第二种常见的为生命赋予错误意义的案例。这些孩子习惯于期待，将自己的愿望视作铁律，因为他们不需要付出任何努力就可以得到世人的关照，然后误以为这种显赫的地位是其与生俱来的特权。因此，当他们不再是别人所关注的焦点，当其他人不再以关照他们为己任时，他们就会陷入迷茫：觉得被整个世界辜负了。这些孩子被训练成只知道索取，而不懂得付出的人。面对问题，他们从不会尝试去解决。一直以来，他人的顺从让他们丧失了独立性，不知道自己能为自己做些什么。他们的关注点完全集中在自己身上，因此从未学过与人合作的意义和重要性。遇到困难时，他们只知道一种应对方式——向他人求助。他们理所当然地认为，只有恢复自己瞩目的地位，迫使别人承认他们的特殊性，他们才能得到想要的一切，从而使困境得以改善。

　　成年后仍然被溺爱的孩子可能会成为社会中最危险的一类人。他们中的某些人可能会大肆宣扬自己善良的本性，甚至会刻意假装自己很有"魅力"，以便获得一个施展权威的机会。然而，这正是在抵制正常人在社会生活中所必要的与人合作的精神。更有甚者，他们还会为此公开反叛，因为当他们再也无法找到业已习惯的温暖和顺从时，他们就会觉得遭受了背叛，或者视社会为仇敌，试图对其他人进行报复。如果社会对这种生活方式流露出哪怕一丁点儿敌意（这几乎是肯定的），他们都会将这种敌意视为受到个人虐待的证据。这就是为什么惩罚总是无效的，它只能证实他们的观点："所有人都在对我不利。"然而，无论被溺爱的孩子选择了无所作为还是公开反叛，无论他试图通过无能为力来主导，还是通过暴力来报复，实际上都在犯同一个错误。我们确实发现一些人会在不同时期尝试这两种方法，但他们的目标从未改变，他们一直认为："生活的意义就在于成为第一顺位，被视为最重要的，得到我想要的一切。"只要他们以这样的方式继续理解生命的意义，无论采取哪种方法，都是错误的。

　　生活中，第三种常见的错误理解往往源自那些被忽视的孩子。这样的孩子从未经历过什么是爱，也不懂得什么是与人合作：他从不知何为友善，友善又有着怎样的力量。也正因如此，当他们在面对生活的困境时，往往会将困难过度复杂化，并低估别人的善意和援助，进而低估自己解决问题的能力。他曾在社会中感受到冷漠，于是就认为这种冷漠会永远持续下去，并因此而忽视了这样一个事实，即他完全可以通过对他人做出有用的行动来赢得爱和尊重。这种错误的理解让他总对他人抱着怀疑的态度，也对自己毫无信心。实际上，没有任何经验可以代替无私的爱。母亲的首要任务是给予孩子一个值得信任他人的体验：随着时间的推移，她必须扩大和增强这种信任感，使其能够覆盖孩子任何一个环境。如果她在第一个任务上就失败了，即没有赢得孩子的关注、感情和合作，那么孩子将难以发展出对他人、对社会以及对同伴的关注和感情。每个人都有这样一个能力，但这种能力必须经过训练和锻炼，否则会被扼杀于萌芽中。

　　如果我们假设存在一种完全被忽视、被憎恶或被视为无足轻重的孩子类型，那么将会发现这种类型的孩子是完全无视合作的；他被孤立于世，无法与他人沟通，对任何能够帮助他融入人类社会的手段都一无所知。然而，如我们所见，这样的个体注定会消亡。一个孩子只要能够度过婴儿期，就证明他至少得到了某种程度的关爱和关注。因此，我们几乎很难遇到完全被忽视的孩子类型，但那些得到的关怀少于常人的，或在某些方面被忽视，但在其他方面并未被忽视的孩子并不少见，而这才是我们要探讨的。简单说，被忽视的孩子往往从未真正找到过一个值得信赖的人。对于人类文明，这是一个悲哀的见证，即生活中的许多失败者都出自孤儿或非婚生儿童。总体来说，这些孩子都可以被归类为被忽视的孩子。

这三种情况——生理缺陷、过度宠溺和被忽视——都极度增加了赋予生命错误意义的可能性，而出自以上环境的孩子们几乎都需要援助，以调整其对待问题的方式。他们需要被引导，理解更健康的生命意义。如果我们对这些情况保持敏锐的洞察力——这实际上意味着，如果我们能真正地关心他们，并让他们从这种关心中得到训练——就一定能从他们的每一个行为中读取其赋予生命的意义。

4

梦境和自由联想已被证实有一定的作用：梦境中的自我与清醒状态下的自我是相同的，但在梦中，社会需求的压力相对较少，自我能更多地以不设防和不加掩饰的方式呈现出来。不过，要想快速理解个体赋予自己和生命的意义，最有力的工具是记忆。每一个记忆，无论对于个体来说多么微不足道，都代表了某个值得他回忆的事。之所以被铭记，是因为它在他的生命中拥有一定的分量。这种记忆告诉他"这就是你必须期待的"或者"这是你必须避免的"或者"这就是生活！"我们必须再次强调，经验本身并不像事实那么重要，只有特定的经验才能长久地留存在记忆中，并被用来塑造对生活的理解。每一个记忆都是一种纪念，一种对生命理解的标志。

早期的童年记忆尤其有助于揭示一个人对生命的特殊理解已持续了多久，以及最初形成他人生观的环境是怎样的。这些最初的记忆因两个原因而显得尤为重要。第一，它们囊括了个体对自我和所处环境的基本评估。它们是个体首次全面审视自身，对自我形象以及所面临的要求做出的一种综合性的象征性描述。第二，这些记忆构成了他最早的主观经验，也成为他人生故事的开篇。因此，我们经常可以在这种记忆中看到他对自己的弱点和不足的认知，也可以看到他所期待的对力量和安全感的理想，并且他时常在两者之间比较和衡量。对于心理学的目的来说，个体认为的"第一个记忆"是否真的是他能回忆起的第一个事件，甚至这个事件是否真实存在过，都并不那么重要。记忆的价值主要在于他们如何理解这件事，以及这件事对现在和未来生活造成了怎样的影响。

让我们通过早期的一些记忆案例来展示它们如何构筑了对"生命的意义"的理解。请思考这样一个记忆："咖啡壶从桌子上掉落，烫伤了我。"这个记忆背后所描绘的生活画卷可能会让你感到意外。将这个事件作为人生开篇的女孩，在面对生活时可能常常觉得力不从心，她大概会过高地评估生活中的危险和困难。如果她因此而怨恨别人没有给予她足够的关照，我们一定不会为此而感到惊讶。毕竟，竟有人如此粗心地让一个小孩面临这样被烫伤的风险！

再看一个早期记忆的案例："我记得三岁那年从婴儿车上掉了下来。"这个记忆与一个反复出现的梦境相伴随，梦境中"世界即将走向终结，我在深夜中醒来，看到天空被炽热的火焰照亮。所有的星星都陨落，我们即将与另一个星球相撞。就在撞击的瞬间，我被惊醒了"。当这个学生被问及他是否害怕什么时，他回答："我害怕我在生活中不会成功。"显然，他的早期记忆和反复出现的梦都在心理上对他施加压力，使他无比地恐惧失败和灾难。

一个 12 岁的男孩，因为遗尿症和与母亲的冲突而被带到诊所。他的第一个记忆是："我妈妈以为我迷路了，她跑到街上大声呼喊我的名字，充满了恐惧。然而事实是，我一直躲在家里的壁橱里。"从这个记忆中，我们可以解读出他对生命的理解："生命的意义就在于通过制造麻烦来吸引注意，通过诡计保证自身的安全。我可能被忽视了，但我也愚弄了别人。"他的遗尿症成了一个非常有效的手段，让他始终处于别人关注的焦点上，而母亲对他的焦虑和紧张进一步印证了他对生命的理解。就像我们之前的例子一样，这个男孩也早早形成了这样的认知，即外部世界充满了危险，只有引发别人的担忧，他才会感到安全。只有这样，他才能确保当他需要保护时，人们便会立刻出现在他身边。

有一个 35 岁的女士，她最早的记忆是："我三岁时曾下到地下室去。当我在黑暗的楼梯上摸索时，一个比我稍大的男性表亲打开门跟我一起摸黑走了下去。这让我更恐慌。"从这个记忆中我们可以推断，她在童年时期可能并未习惯与其他孩子交往，尤其是男性同伴，这让她格外不安。可以判断出她是独生女，这已经得到证实，而且她直到 35 岁依然未婚。

还有些记忆能揭示出更高程度的社会情感发展："我记得妈妈让我推妹妹的婴儿车。"但是，在这个例子中，我们仍可能看出她只在弱者面前才感到自在，甚至可能有过于依赖母亲的倾向。新生儿的到来常常是家庭成员照顾彼此的机会，让年长的孩子们参与照顾新生儿，分担起保护他的责任。如果年长的孩子能被引导参与其中，他们就不会认为是新生儿剥夺了自己应得的关注。

然而，对社交的渴望并不等于对他人产生了真正的兴趣。当一个女孩被问到最初记忆时，她回答道："我记得我和姐姐，以及另外两个女孩一起玩。"在这里，我们看到了一个孩子是如何训练自己投入社交生活的。然而，当她坦诚自己最大的恐惧是"害怕被单独留下"时，我们获悉了她内心深处对生命的理解，还看到了她缺乏独立性的迹象。

一旦我们找到并理解了赋予生命的意义，便把握住了自己人格的钥匙。有时，人们坚信人的性格是无法改变的，但这样的观点往往出自那些从未找到正确的解决问题途径的人。那么，对于这样的人，任何讨论或治疗都没有意义，除非找出并纠正他们最初的错误。改变的唯一可能性在于学习与人合作并勇敢地直面生活。

与人合作是防止人们倾向神经质发展的唯一保障。因此，对孩子进行合作的教育和激励，鼓励他们在同龄人中找到自己的位置，共同完成任务和游戏，这是至关重要的。任何阻碍其与人合作的行为都会导致严重的后果。例如，被宠溺的孩子只关心自己，并将这种对他人冷漠的态度带到学校中去。他对课程之所以感兴趣，仅限于这可以获得老师的称赞，他只会倾听那些对自己有利的事物。越接近成年，他在社会情感上的失败会变得愈发明显。他第一次犯错时，就已经放弃了对责任和独立性的学习和适应。如今，他对生命中的任何挑战都显得捉襟见肘、苦不堪言。

我们不能谴责他的缺陷：他只有在体验到后果时才会想要去弥补这些缺陷。就像我们永远不会期待一个从未学过地理的孩子能在地理考试中取得高分；同理，我们也无法期望一个未经过合作训练的孩子在需要合作的任务中交出满意的答卷。然而，生活中的每一道难题都需要合作的力量来解决；每一个任务都需要我们在人类社会的大框架内去把握，并站在全人类的角度以提升人类福祉的方式去完成。个体只有理解了生命即付出，才能有勇气去面对他的困难。

教师、父母和心理学家必须承认和理解：在赋予生命以意义的过程中可能会出现错误。只有当他们自身不再重蹈覆辙时，我们才更有信心，引导那些缺乏社会关注度的孩子们在面对自身能力和生活机遇时有一个更好的认知。当面临问题时，既不会止步不前，不轻易寻求逃脱，不试图逃避责任或将压力推给他人，不要求特殊的对待和同情，不因羞愧而寻求报复，又不会发出这样的质疑——"生活的意义何在？我从中得到了什么？"他们会这样说："我们必须铸造自己的生活，这是我们自己的任务，我们有能力去完成它。我们主宰自己的行为，去除旧的工作，从事新的工作，都由我决定。"

如果每个独立自主的人都能以合作的方式来对待生活，那么人类社会的进步将是目力所难企及的。

第二章　与身心相关

1

　　人们始终在辩论这样一个古老的问题：是心灵支配身体，还是身体主宰心灵。哲学家们纷纷参与到这场讨论中，形成了两个截然相反的立场，一个自封为唯心主义者，一个自封为唯物主义者。为了证明各自的立场，他们提出了数以千计的论点，但这个问题依然犹如磐石般顽固，困扰着世上形形色色的人。或许，个体心理学能为我们提供一种解决这一问题的途径，因为在个体心理学的研究中，我们所关注的实质是心灵和身体之间的动态互动。需要治疗的个体都拥有一个完整的身心，如果我们的治疗方法建立在错误的基础上，就无法有效地帮助他。我们的理论必须建立在实际经验之上，它必须能够经受实践的检验。生活在这种互动之中的我们，每天面临的最大挑战便是找到正确的视角。

　　个体心理学有效消解了这一问题所造成的紧张冲突，使问题不再简单地划分为"此与彼"。我们看到的是，心灵和身体都是生命的表达方式，两者缺一不可，而我们也开始在这个整体中理解其相互关联性。人的生命是动物性生命的一种，但仅仅发展身体是远远不够的。一棵植物在某处扎了根，便再也无法移动。因此，我们万万不可能从一棵植物身上发现心灵，至少发现不了我们所理解的那种心灵，那太让人吃惊了。这样一棵植物，如果能预见未来，那也毫无意义。难道植物要用灵性去思考"有人要来了，他马上就会踩到我，我将被压得无法呼吸"吗？即使有这样的想法，也毫无意义，因为它没有能力避开那一脚。然而，所有能移动的生物都能预见并计算自己的移动方向。这一事实使我们必须假定它们具有心灵或灵魂。人们会说："你必然有感知，否则你就不会有所动作。"这就是我们的理解。

　　预测运动的方向是心灵活动的核心准则。当我们理解这一点时，便能洞见心灵如何驾驭身体，并设定行动的目标。仅仅进行随机的、无目的的运动是远远不够的：我们要为所做的努力设立一个明确的目标。设定行动目标是心灵的主要功能，心灵因此在生活中占据了主导地位。然而，身体也对心灵施加影响，且身体是必须活动的那部分。心灵只能驱动身体进行它本身可以实现的动作，或者通过训练开发出的动作。例如，如果心灵试图将身体移动到月球上，除非找到一种能克服身体限制的技术手段，否则这种尝试注定将以失败告终。

　　人类参与运动的方式比其他任何生物都要丰富，不仅能以更多样的方式移动，如人类手部的复杂动作就证实了这一点，人们还可以通过自身的动作更有力地改造周围环境。因此，我们期待，在人类的心灵中，预测能力将得到最高程度地发展，人类将展现出明确的、有目标的追求，以改善他们的整体状况。

在每一个人身上，我们都可以看到一种包含一切的运动，超越所有朝向部分目标的单一运动。我们所有的努力都朝向一个理想的状态，一个我们已经战胜所有生活难题，确保了自身安全，成功地超越了周遭一切环境的状态。为了达到这个目标，所有的行动和表达都必须被调和并统一：心灵必须发展，就像在追求一个终极理想目标那样发展。身体也是如此，身体也努力整合成一个有机的整体，朝着预先设定在萌芽状态中的理想目标发展。例如，当皮肤被划破时，全身会积极运作让其恢复如初。然而，在这一过程中，身体并不是在孤军奋战，心灵也起到了一定的助力作用。运动和训练的价值，以及卫生习惯等，都已经被证实是心灵在追求终极目标时给予身体的援助。

从生命的萌芽到终结的一刻，身体与心灵的互动伴随着我们的一生，它们是生命整体中不可分割的组成部分，默契协同。心灵如同引擎，动员着身体内所有的潜能，使身体得以安然应对各种挑战，以保障集体处于优势地位。在我们的每一次动作、每一次表达和每一个症状中，我们都能看到心灵目标的印记。人们的每一个动作都充满了含义。转动眼睛、活动舌头、抽动面部肌肉，都使脸部的表情蕴含了某种含义。正是心灵赋予了这些动作内在的意义。现在，我们可以开始理解心理学真正关注的是什么。心理学的任务就是探索一个人所有行为背后的含义，找到通向他的目标的钥匙，并将其与其他人的目标进行比较。

在追寻安全感的最终目标过程中，心灵不可避免地需要具象化这个目标，需要计算出"安全恰好存在于某个特定点，只需要沿着某个特定的方向前进就能到达"。诚然，这里可能存在错误，但若没有明确的目标和方向，那么任何行动都将无从谈起。举个例子，当我举起我的手，这个动作在我的心灵中必定有了一个目标。心灵所选择的方向可能在现实中带来灾难，但它之所以被选择，是因为心灵错误地认为这是最有利的。因此，所有的心理错误都在于选择了错误的行动方向。所有人类对于安全感的目标是互通的，但有些人可能误判了安全感所在的方向，致使所做出的具体行动使他们偏离了正轨。当我们看到某个表现或症状，却无法理解其背后的含义时，最好的理解方式是首先将其简化为一个简单的行动。比如，偷窃行为。偷窃就是将财产从他人那里转移到自己手中。再来看看行动的目标：让自己富有，通过拥有更多的物品来增强安全感。因此，行动的起点就是贫穷和被剥夺的感觉。下一步就是找出个体所处的环境以及他感到被剥夺的条件。最后，我们可以看到他是否找到了正确的方法来改变这些环境，并克服他的被剥夺感；我们可以看到他的行动方向是否正确，或者他是否误解了获取他所渴望的东西的方法。我们不需要批评他的最终目标，但至少可以指出他在具体实现目标的过程中选择了错误的道路。

2

我们用"文化"这个词来形容人类对他们所在环境的改变。这些改变都是在我们心灵的引导下，身体的各种运动所积累起来的结果。心灵如同启发源，激发我们的工作热情，指导和协助我们的身体发展。最后，人们会通过分析发现，没有一个人类表达是不带有心灵目标性的。然而，过分强调心灵的作用并不总是好事，如果我们要克服生活中的困难，身体的健康是必不可少的。因此，心灵所扮演的角色就是管理环境，以便保护身体，使其能够抵抗疾病、死亡、损伤、事故和功能衰退。我们感受到快乐、痛苦，创造幻想，以及将自己与时好时坏的情境相认同的能力，都是在帮助实现这一目标。身体面对特定情境时所做出的反应，正是情绪所决定的。幻想和认同是预见的方式，但其作用远不止这些，还能根据身体的动作来激发情感。因此，一个人的情绪会深深打上他赋予生命的意义和他为自己设定的追求目标的烙印。尽管这些情绪在很大程度上影响着他的身体，但并不完全依赖于他的身体：从始至终，他们主要依赖的只有目标和生活方式。

当然，一个人的本质并非仅仅由他的生活方式所支配。他所有的表象并非是由态度独立产生的，这些态度必须得到情感的强化才能促进行动。个体心理学的独到之处在于我们发现情绪永远不会与生活方式产生冲突。在存在目标的地方，情绪总是配合它完成。我们必须跳出生理学或生物学的领域，因为情感的产生无法被化学理论解释，也无法通过化学检测预测。在个体心理学中，我们预设生理过程的存在，但更关注的是心理目标。我们并不过于担心焦虑如何影响交感神经和副交感神经，而更关注焦虑的目标和结果。采用这种视角，焦虑就不再被视为性压抑的结果，或者不再被当成家境艰难的后遗症。这样的解释是偏离主题的。我们知道，一个习惯于依赖母亲的孩子，可能会发现焦虑——无论其源头是什么——是一种有效控制母亲的手段。单纯描述愤怒的生理状况并不能使我们感到满足，经验告诉我们，愤怒是一种控制个体或情境的工具。我们可以承认，每种身体和精神的表达都需要建立在遗传的基础之上，但我们的注意力被引向了如何利用这些基础，以达到特定的目标。看来，这才是真正的心理学方法。

在每个人身上，我们都可以观察到情感按照实现其目标所需的方向和程度进行增长和发展。他的焦虑或勇敢、喜悦或悲伤，始终与他的生活方式相吻合：它们的比例、强度、主导地位，都恰如其分地与预期相符。那些通过悲伤实现优越目标的人无法从成就中感到快乐或满足，只有身处痛苦中时，他才能感到快乐。

我们还可以观察到情感是如何伴随需要时现时消的。例如，患有广场恐惧症的人在家中或在控制他人的情况下可能会失去焦虑感。所有精神病患者都会排除他们感到无法胜任的生活环境。情绪的基调与生活方式一样，是固定的。例如，一个懦弱的人始终是懦弱的，即使他在弱者面前表现出傲慢，或在他人的庇护下显得勇敢。他都可能会在他的门上装上三把锁，用警犬和陷阱保护自己，然后坚称自己勇敢无比。虽然没有人能证明他的焦虑，但他的懦弱性格已经暴露无遗。

我有一个病人，作为家中的次子，他无法摆脱罪恶感困扰。他的父亲和哥哥都是以诚实著称的人，当这个男孩七岁的时候，他对学校的老师撒了一个谎，说他完成了一项家庭作业，实际上作业是由哥哥帮他完成的。男孩隐藏了这种罪恶感三年。最后，他向老师坦白了这个可怕的谎言，可老师只是笑了笑。接着，他含着眼泪找到父亲，再次坦诚自己的罪过。这一次，他获得了更大的成功。父亲因儿子的诚实而感到骄傲，因此他得到了父亲的赞扬和安慰。尽管男孩已经得到了父亲的宽恕，但那种自责感一直持续了很久。

我们很容易就可以得出这样的结论：男孩通过对自己的严格自责，证明了他的高尚品质和严格纪律。他所处的家庭环境给了他追求诚实的冲动。哥哥在学业和社交魅力上的优势让他感到自卑，因此他试图通过苛待自己的方式来寻求优越感。

随着年龄的增长，他的自卑感越来越多。他在学业中始终保持着那些欺骗行为，但这种罪恶感总是在考试前爆发。年复一年，这种问题日积月累，让他那敏感而脆弱的良心背负了太多，以至于他总是为自己无法达到哥哥的水平而寻找借口。大学毕业后，他计划从事技术工作，然而强烈的罪恶感让他全天陷于祈祷中，希望上帝能原谅他。如此一来，他又无暇工作。他的病情如此严重，以至于被送入精神病院时，人们都认为他再也无法康复了。

然而很快，在病情有所改善后，他便出了院，但院方要求他，如果病情恶化，必须即刻返院。他改变了职业方向，开始研究艺术史。考试来临时，他选择在公众节日前往教堂，然后在众人面前哭泣号啕，大声宣告："我是所有人中最大的罪人。"他再次成功地吸引了人们对他的同情。结果，他再度被送入了精神病院，一段时间后，他回到家。他体格健壮，至少在这一点上，他能与他的哥哥以及其他男人一较高下。

他的罪恶感成了他追求优越感的工具，他通过展现比他人更诚实的一面而努力达到优越感。然而，他的挣扎让他的生活显得毫无意义。他对考试和职业工作的逃避揭示了他的懦弱和无力；他的整个神经质症状实际上是有目的地回避失败的恐惧；他在教堂的哭泣和家庭聚餐中出人意料地裸露，都清楚地揭示了他正通过不恰当的方式追求优越感。他的生活方式需要这些行为，他所引发的情感也完全符合这些行为。

就如我们所观察到的，一个人在生命最初的四五年中努力构建他的精神统一性，以及建立心灵与肉身的联系。他会通过调整遗传素质和从外界环境中获得的影响，适应他的优越性追求。等一过五岁生日，他的个性便已成型。他对生活的理解、他的目标、他趋近目标的方式，以及他的情感倾向都已经稳定下来。它们在未来或许可以被改变，但这种改变只有当他从童年时期形成的误解中解脱出来之后才可能发生。正如他以前的所有行为都与对生活的理解一致，如果能纠正这个误解，他的新行为也将与他新的理解保持一致。

一个人通过感官与周围环境接触，并从中获取印象。因此，我们可以通过训练身体的方式，看出他准备从环境中接受什么样的印象，如何利用他的经验。那么我们就能通过注意一个人看待事物和倾听事物的方式，以及他关注的事物，深入了解这个人。这就是为什么姿势如此重要，它们往往展示了感官的训练以及选择接受某种印象的用途。姿势总是受到其含义的约束。

我们现在能够对心理学有更深入的定义了。心理学就是理解一个人如何看待自身感知的科学。同时，我们也开始理解，人类思维之间的巨大差异是如何形成的。一个在生理上不能适应环境，无法满足环境需求的身体，通常会在心理上被感知为一种负担。因此，那些由于身体机能不全而遭受痛苦的孩子，常常会遇到比常人更大的心理发展难题。他们的心灵在推动其身体朝向优越的位置时会遇到更大的困难。要想达到与他人相同的目标，他们往往需要付出更大的心理力量，要比其他人更专注才行。因此，心理负担过重，他们会变得过于以自我为中心，过于倾向自我主义。当一个孩子总是被自身缺陷和行动困扰时，他就没有额外的精力去关注自我以外的事物了。他既没有时间，又没有余力对他人产生兴趣，如此一来，他就会以较低的社会感和合作能力长大成人。

身体上的不完美固然带来了诸多挑战，但这些挑战绝不是无法改变的命运。如果心灵积极努力地去应对挑战，个体完全有可能获得和常人一样的成功。实际上，有些天生残疾的孩子，尽管面临挑战，却往往能完成比那些身体更为健全的孩子更多的事情。这是因为，挑战成了他们前进的催化剂。

举例来说，一个视力不佳的男孩可能会承受巨大的压力，进而更专注于看清事物。对视觉世界的过分关注，让他对分辨颜色和形状更感兴趣。结果，他对视觉世界的理解远远超过了那些视力健康的孩子。因此，身体上的不完美有可能成为获取巨大优势的源头，关键在于心灵是否找到了正确的方法来克服困难。在画家和诗人中，有很大一部分人在视力上都有所欠缺。他们通过训练有素的心灵去控制这些问题，最终，比那些视力健全的人更能精准使用自己的眼睛。

还有一些常见的补偿例子，如一些孩子天生是左撇子却没有被父母和老师发现。结果，无论在家里还是课堂上，他们都被训练去使用不擅长的右手，而这导致他们在写作、绘画或者手工艺上没有出色的表现。如果他们能够在心灵上克服种种困难，那么这个不擅长的右手很可能会发展出高度的艺术感。事实也正是如此，在很多情况下，左撇子的孩子往往比其他人写字更好，也更有绘画的天赋，或者更具有技巧。这是因为他们通过培养兴趣、进行训练和练习，找到了正确方法，把自身的弱点转化为优势。

成功地弥补身体缺陷，需要孩子们有超越自我的目标、为集体做贡献的意识。若孩子们只专注于逃避困难，他们的发展将停滞不前。只有心中怀有目标，并且当实现这个目标的价值超过他们所面临的困难时，他们才能保持前行的勇气。这是一个关乎兴趣和注意力倾向何处发展的问题。如果孩子们为了超越自我而努力，他们会自然而然地训练和适应自己以达成目标，那么这时的困难仅仅是通往成功的必经之路。然而，如果他们关注的只是自身的缺点，只是试图摆脱这些困扰而没有其他目标，就无法取得真正的进步。

一只笨拙的右手不能仅仅通过幻想和避免使用而变得不那么笨拙，只有通过勤加练习才能变得更为灵巧。而这就需要对成就多一点渴望，至少要超过此时此刻的沮丧才可以。

一个想要集中力量去克服困难的孩子，首先就要制定一个超越自我的行动目标。当然，这个目标必须建立在现实的、与他人合作的基础之上。

我在研究一些肾功能不全的家族时，发现一个很好利用遗传性缺陷的精彩案例。这些家庭中的孩子，常常在幼年时患有遗尿症。器官的缺陷是真实存在的，它可能在肾脏或膀胱中表现出来，或者通过脊柱分裂显现出来，有时，从腰部的痣或胎记也能推断出来。然而，这些器官缺陷并不能完全解释遗尿症的现象。孩子们的症状并非完全是因为器官的缺陷，症状的出现往往是因为孩子的某种目的。例如，有些孩子只在夜间尿床，白天却从未尿过裤子。有时，尿床的症状会随着环境的变化或父母态度的改变而突然消失。除了心智不健全的孩子，遗尿症都是可以被克服的，只要孩子们不再利用其身体缺陷来实现某些目的。

然而，对于遗尿症患儿来说，他们所面临的最大困难往往在于他们并不想克服病症，而是非常想要将这种病症继续下去。经验丰富的母亲往往可以予以纠正，但若是遇到粗心大意的母亲，这种弱点便会持续存在下去。在这些受肾脏或膀胱疾病困扰的家庭中，与排尿相关的所有事情都会被过度放大：母亲们会用尽各种错误方法过度地阻止孩子尿床。当孩子意识到这个问题原来如此受重视时，那么他可能就会抵抗治疗。这无疑是一个对这种过度教育绝好的反抗机会。

假如孩子想要反抗父母给他的待遇，他总会找出父母最脆弱的地方进行攻击。德国一位知名的社会学家发现一个惊人的罪犯比例，即罪犯往往来自那些对犯罪态度严苛的家庭，如法官、警察或监狱警卫的家庭。教师家庭往往会培养出特别顽劣的孩子。就我个人经验而言，这种情况基本属实。我还发现，医生家庭往往会培养出大量的神经质孩子，牧师家庭中也难免会有一些犯罪儿童。同样，父母过度强调排尿问题的孩子，在儿童时期就有了一个清晰地表达他们自由意志的方式。

遗尿症也为我们提供了一种独特的方式，从而展示出我们是如何利用梦境来激发那些与即将采取的行动相适应的情绪。常常有一些尿床的孩子会梦见自己已经起床去厕所了。他们用这种方式为自己制造借口，使尿床合理化。通常，遗尿症的目的是吸引他人的注意，促使他们屈服，让他们把所有眼光都放在自己身上。有时，习惯的形成往往代表着敌意的声明，这也是对他人的一种反抗。

无论从哪一个角度，都可以看出遗尿症实际上是一种创新的表达方式。孩子通过他对膀胱的控制来表达自己的想法，这代替了嘴巴的控诉。身体缺陷只是为他们提供了一种表达观点的方式，这样通过身体来表达自我的孩子常常处于一种紧张的状态。这些孩子往往是被宠坏的孩子，一旦失去家里最瞩目的地位，如家里多了一个新生儿，发现要得到母亲全心全意的关注已十分困难了，他们就会用这种方式争夺母亲的注意力。因此，遗尿症象征着他们试图靠近母亲的一种方式，哪怕这种方式让人不悦。

遗尿症实际是在告诉母亲：我并没有你认为的那么独立成熟，我仍然需要你的关注和照顾。如果处在不同的环境，或他们身上有其他的缺陷，那么他们很可能会选择其他方式来表达自己。例如，利用声音来建立联系，如在夜间变得不安、哭闹；还有的孩子会梦游、做噩梦、从床上掉下来，或者口渴并大声呼唤水。所有这些表达的心理背景都是相似的。选择使用哪种症状来表达自我，一部分取决于身体的状况，另一部分取决于环境的态度。

这样的案例精彩地揭示了心理对身体的深远影响。实际上，心理不仅影响我们选择哪种特定的身体症状来表达，还可能在引导和塑造我们身体构造方面发挥着重要作用。虽然我们没有直接的证据来支持这个假设，甚至很难找到确立这个证据的方法，但证据其实早已经不言而喻了。

例如，如果一个男孩胆子十分小，以至于影响到了他的整体发展。他可能就对身体上的一切成就不屑一顾，或者更准确地说，他认为此生根本与这些成就无缘。因此，他不会想到以积极有效的方式训练他的肌肉，而是会排斥所有可能刺激他肌肉发展的外部因素。与此相比，对训练自己肌肉感兴趣，愿意接受这方面刺激的孩子可能会在体能上取得更大的进步。然而，由于这个男孩的兴趣受到了阻碍，往往会在这方面远远落后于人。

从这样的观察中，我们可以公正地推断，身体的整体形态和发展都受到心理因素的深刻影响，并反映了心理层面的不足或错误。我们经常能看到身体的特定表现，它们明显是心理缺陷的直接结果，是没有找到合适的方式来弥补难题的结果。我们可以确信的是，比如说，内分泌腺在生命的前四五年中，就可能会受到心理因素的影响。有缺陷的腺体从未强制性地决定这一行为，它们反而会持续受到整个环境、孩子接收感知的方向，以及他在这个充满兴趣的环境中的思考和创造活动的影响。

3

有一种更易于众人理解和接受的证据，因为我们对它更加熟悉，并且它指向的是一种瞬时的表达，而非身体的持久倾向。在一定程度上，每一种情绪都会寻找某种身体的表达。一个人总会以某种可见的方式来展示他的情绪，可能是他的姿势和态度，或是面部表情，或是他的腿和抖动的膝盖。类似的变化也可能在相应的身体器官中发现，例如，他的脸可能发红或变白，血液循环会受到影响。

在愤怒、焦虑、悲伤或其他任何情绪中，身体总是在"说话"，每个人的身体都以自己的方式在"说话"。当一个人遇到他害怕的情况时，他可能会颤抖；另一个人可能会毛骨悚然；第三个人可能会心跳加速；还有的人可能会出汗，或者感到窒息，声音变得嘶哑，或者身体收缩和畏缩。有时候，身体的紧张度会影响到食欲，引发食欲丧失，甚至呕吐。在科学领域，我们看到一些心理学家声称性与焦虑有关，但也有心理学家声称与它们无关。他们的观点取决于个人经验，对于一些人来说，这两者是有联系的，对于其他人则没有。

所有这些反应都与个体的特性有关。在一定程度上，这些特性可能是遗传的，因为特定类型的身体反应经常揭示整个家族的弱点和特点。家庭的其他成员可能会有极为相似的身体反应。然而，其中最引人注目的是，我们可以通过情绪看到大脑如何激活身体的物理反应。情绪及其身体表现揭示了大脑如何在其认为有利或不利的情况中做出反应。例如，在愤怒爆发时，个体试图尽快克服自己的困境，最明显的方式似乎是打击，如责备或攻击另一个人。愤怒反过来影响身体的器官，使它们准备好行动或承受额外的压力。有些人在愤怒时会患胃病，或者脸部发红；还有些人愤怒时血液循环发生的变化如此之大，以至于引发了头痛。

我们经常发现，偏头痛或习惯性头痛的发作背后往往隐藏着不被承认的愤怒或羞耻感。对于一些人来说，愤怒会导致三叉神经痛或类似癫痫的发作。这些例子均生动地揭示了情绪如何引发身体的生理反应，并进一步影响我们的行为和健康状况。

身体反应的深度与复杂性可能永远无法完全被我们掌握。精神紧张不仅会影响人体的主动系统，还会对自主神经系统产生影响。在紧张的情况下，主动系统会有所响应，如敲击桌子、啃咬嘴唇，或者撕碎纸张。一旦人们感到紧张，就会不由自主地以某种方式发泄出来，啃咬铅笔或雪茄可能会帮助他们缓解些许紧张。这些动作揭示了他们的情绪状态，显示他们正处于压力之下。无论是在陌生人面前脸红、颤抖，还是抽搐，都是紧张的表现。

通过自主神经系统，紧张的情绪传遍全身，因此，不管哪一种情绪，都会让整个身体陷入紧张状态。然而，这种紧张并不在所有地方明显展现，我们只关注那些能明显看到结果的地方。但如果我们更仔细地观察，就会发现，身体的每一部分都参与了情感的表达，这些表现都是大脑与身体活动的产物。我们应该始终寻找大脑对身体的影响以及身体对大脑的反馈，因为这两者都是我们所关注的整体的一部分。有了这些证据，我们可以合理地得出结论：生活方式及其相应的情绪特质会对身体的发展产生持续性影响。

如果一个孩子在很早的时候就建立了自己的生活方式，那么只要我们有足够的经验，就能在他后期的生活中看到这种身体表现。一个有勇气的人会在他的体态中展示出勇气之于他的影响，如他的身体会有所不同，他的肌肉会更紧绷，他的姿态会更稳固。姿势可能在很大程度上影响了身体的发展，并且部分解释了肌肉紧张度更重的原因。勇敢的人的面部表情是与众不同的，最终，整个面部特征也会受到影响。甚至，头骨的形状也可能因此而受到改变。这些都体现了生活方式与情绪特质如何塑造了我们的身体，进而反映出了我们的个性与态度。

如今看来，大脑对自身的影响力是不可否认的。病理学已经证明，在某些情况下，当一个人大脑的左半球受损，他便会失去阅读或写作的能力。但是，通过训练大脑的其他区域，这些能力也可以得到恢复。经常有这样的情况发生：一个人经历了一次中风，大脑受损的部分无法修复；然而，大脑的其他部分可以通过补偿功能、恢复器官的功能，使大脑功能得以重新实现。

这个事实揭示了个体心理教育付诸应用的重大可能性。如果大脑可以对自身产生如此深远的影响，如果大脑不过是心灵的工具（虽然是最重要的工具，但仍仅是工具），那么我们就可以找到方法来发展和改进这个工具。任何一个先天脑发育不全的人都不应该被这一条件限制一生，因为我们总会找到办法使大脑更适应生活。这不仅激励我们去改进和提升自己的大脑功能，还让我们认识到自身无限的可能性。

一个将目标错误定向的心灵，如没有培养合作能力，将无法对大脑的发展产生有益的影响。因此，我们发现许多缺乏合作能力的儿童在后期往往展现出其在智力和理解力上的滞后。鉴于成年人的整个行为模式，都揭示了他在生命初期四五年内所建立的生活方式，我们可以通过观察他的感知模式和他赋予生活的意义来理解他在合作方面遇到的障碍，进而帮助他纠正错误的行为。在个体心理学中，我们已经迈出了朝向这一科学发展的重要一步。

许多作者都指出了心灵表达和身体表达之间的恒定关系，但似乎很少有人试图去发现这两者之间的桥梁关系。克雷奇默通过描述如何在身体的构建中发现与特定类型的心灵相对应的特点而构建了一个桥梁，由此，他将大部分人类进行了一个归类。例如，某类人的特征是圆脸、矮鼻、容易发胖，这就像朱利叶斯·恺撒所说的那种人："愿我身边始终充斥着肥胖的人，头脑灵活的人，还有那些晚上能安稳入睡的人。"这些观察不仅揭示了心理状态和身体表现之间的关联，还暗示了我们可以通过观察身体特征来理解和预测个人的行为和心理状态。

克雷奇默赋予了拥有这种身体特征的人特定的精神特征关联，但他并没有明确阐述这种关联背后的原因。在我们的社会环境中，这种体型的人并未表现出任何生理缺陷的迹象，他们的身体似乎与文化背景相得益彰。他们在体格上自信满满，对自身的力量充满信心，紧张程度并不高，他们如果要战斗，就总是对自己的战斗能力满怀信心。然而，他们无须将他人视为敌人，也无须像对待敌人那样与生活斗争。有一派心理学往往将他们归为外向型人格，但无法给出解释。然而，我们之所以预期他们会表现出外向型的行为，是因为他们的身体构造并未带来任何问题。

　　克雷奇默还特别将精神分裂型人格区分出来，这类人的特征是体型瘦小如儿童，或者身材高大、鼻子长、头呈鸡蛋形。他相信这类人拥有内向和反思的特质，如果他们遭受精神打击，很容易走向精神分裂。他们正是朱利叶斯·恺撒所描绘的另一种类型："你看，卡修斯面色消瘦，像是饥饿的样子；他思考得太多，这样的人是危险的。"这个描绘旨在表明，人的身体特征和其行为、心理状态之间存在内在联系，身体特征在一定程度上可以反映出人的心理特性。这些人可能存在某些身体上的缺陷，从而在成长过程中变得更加内向，更加关注自我而陷入悲观。他们认为自己需要寻求帮助，当发现自己并未得到足够的关注时，会变得更加疏离人群、敏感多疑。然而，如克雷奇默所提到的，我们也可以发现许多混合型例子，如有些体型矮胖的人却拥有精神分裂型的精神特性。如果是他们的环境以某种方式给予了他们巨大压力，才使他们变得胆怯和沮丧，那么就好理解了。实际上，有计划地进行打击可以将任何一个孩子塑造成一个类似于精神分裂型的人。

　　如果积累了大量经验，我们就可以从一个人的各种表达中觉察出他与人合作的能力。在合作需求的驱使下，人们总是无意识地寻找这样的迹象，目前已经发现一些线索，虽然它并不科学，但能直观地告诉我们如何在这个复杂的生活中更好地找到自我。同样，我们还可以观察到，历史上每次重大变革发生之前，一些人的心灵已经意识到这是大势所趋，于是这些人努力奋斗想要促成这一变革。只是这种努力如果仅仅依靠本能来决定，就很容易出错。

有趣的是，人们总是不喜欢那些有明显身体特征、身体缺陷的人，如驼背的人，于是，无意识地将这些人划分到合作能力较弱的群体中。这显然是一个误解，但这种判断往往来源于既往经验。我们还没有找到一种方法来提高这些特征的人的合作程度，以至于他们的缺点被过度强化而成了公众偏见的受害者。

现在，我们来重新审视并总结我们的观点。在生命最初的四到五年时间里，孩子们开始统一其心灵奋斗的目标，并建立心灵和身体之间的基本关系。在这个过程中，他们构建了一种生活方式，并逐渐形成了一套与之相配套的运动和身体习惯。在这一发展过程中，合作的程度或多或少都有所体现，而我们可以从这种合作的程度中学习如何判断和理解个体。所有失败背后的最常见因素是合作能力的降低。这使我们有机会更深入地定义心理学：它是对合作缺陷的理解和解读。

因为心灵是一个统一的整体，所以同一种生活方式贯穿其所有的表达中，因此，个人的所有情绪和思想都必须与他的生活方式保持一致。如果我们发现某些情绪似乎能引起困扰，并与个人的利益相冲突，那么只一味地尝试改变这些情绪是没有意义的。这些情绪其实是个人生活方式的准确反映，只有改变了自己的生活方式，这些情绪才可能被彻底改变。

　　在这里，个体心理学为我们提供了一个特别的启示，这关乎教育和治疗的视角。我们绝不能仅仅对症状或孤立的行为表现进行处理，还需要探寻生活方式中的误区，这包括思考方式、对生活的理解，以及对身体和环境反馈的反应。这是心理学真正应承担的使命。如果我们只是刺痛一个孩子的皮肤，丈量他跳得多高，或者挠他一下，看他笑得有多大声，那么这样的行为实在不应被视为心理学的实践，因为它们在现代心理学领域是非常普遍的实验。它们即便能告诉我们关于个人心理的一些信息，但这些信息也只是在个体施展某种特定的生活方式的前提下得到的。

　　生活方式才是心理学适当的研究对象和研究素材。那些选择其他研究对象的心理学派别，其实更多是在研究生理学或生物学。这也同样适用于那些研究刺激和反应的人，试图追溯创伤或震惊经验影响的人，以及检查遗传能力并观察其如何展开的人。然而，在个体心理学中，我们更关注的是心灵本身这一统一的整体；我们探索个人赋予世界和自我的意义，我们探索他们的目标、追求的方向，以及他们解决生活问题的方式。当前，我们理解心理差异的最好工具是观察个人合作能力的程度。

第三章 自卑与超越

1

　　"自卑情结"作为个体心理学的一项重要发现，已经广为人知。各种学派的心理学家纷纷引入这一概念，并将其应用于实践中。然而，我并不确定大家是否真正理解这个术语，以及是否以正确的方式使用它。举例来说，告诉一个患者他患有自卑情结，并不能对我们的治疗产生实质性帮助。这样做只会让他的自卑感加剧，而医生也无法进行下一步的指导工作。我们必须识别他在生活方式中显示出的特殊的挫败感，并在他缺乏勇气的地方予以鼓励。

　　每一个神经质患者都有自卑情结，这并不能作为他与其他神经质患者相区别的特点。他们之间的差异在于，他们在哪种情况下感到无力，以及他们为自己的奋斗和活动设定了怎样的边界。这就好比告诉他"你有自卑情结"，其实并不能比告诉一个头疼的人"你的问题在于你头疼"带来更多的帮助。我们的目标是帮助他们增强勇气，超越他们的自卑情结。

　　许多神经质患者，当被询问他们是否感到自卑时，给出的答案一定是："不，我并不自卑。"甚至有些人会自信地宣称："实际上，我觉得我比周围任何人都要优越。"然而，这些言语并不能作为判断标准，我们需要的是观察其行为，从而做出准确的判断，因为在其行为中，我们往往会发现那些用来证明自己价值的行为方式。比如，如果看到一个傲慢的人，我们可以推测他内心深处的真实想法可能是："我被别人忽视了，我必须让他们看到我是有价值的。"同样，当我们看到一个说话时大肆手舞足蹈的人，就可以推断出他的真实想法是："如果我不用力强调，就不会有人听我说话。"

　　每一个表现得好像高人一等的人的背后，我们都能清楚地看到他们竭力掩饰的自卑感。就像一个人因为害怕自己个子太矮而踮起脚尖走路一样。有时候，当两个孩子在比较身高时，我们会看到这种行为，害怕自己太矮的孩子常常会更用力地挺直身体，让自己看起来更高。然而，如果问这个孩子："你觉得自己太矮了吗？"那大可不必期待他会承认这一点。

　　因此，强烈的自卑感并不一定会使人表现出顺从、安静、克制或无害。自卑感的表达形式多种多样，可以以无数种方式呈现。或许我可以借用一个关于三个孩子第一次去动物园的故事来更好地解释这一点。当他们站在狮子笼子前时，第一个孩子躲在母亲的裙子后面说："我想回家。"第二个孩子站在原地，面色苍白，颤抖地说："我一点都不害怕。"
第三个孩子则瞪着眼睛看着狮子，向母亲询问："我可以朝它
吐口水吗？"在这个故事中，三个孩子都感到自卑，但他们
以自己的行为模式来表达这种感受。

　　每个人都或多或少地感受到自卑，因为我们会发现自己
总处于某种需要改善的状况中。如果我们有足够的勇气，就
会通过最直接、最实际且最令人满意的方式来消除这些感
觉——去改变这些状况。人无法长期忍受自卑感，他一定会
被推向一种必须采取行动的紧张状态。假如一个人觉得自己
毫无希望，无法想象自己可以通过努力改善状况，又无法忍
受自卑感，仍旧尝试摆脱它，那么他可能会采取无意义的
方式。他的目标仍是"战胜困难"，但他的方式并不是去克
服障碍，而是企图麻痹自己，或者给自己制造一种优越感来
摆脱困境。然而，他的自卑感只会随着问题的悬而未决而加
剧。问题依然存在，他走的每一步都只会让他陷入更深的自
欺欺人的境地，所有的问题都会以更强的压力负荷在他的肩
头。如果我们在毫不知情的情况下去看待他的行为，会认为
这些行为毫无目的，是不可能帮助他改善状况的。然而，一
旦得知他其实和所有人一样，也在为了得到满足感而奋斗，
那么就算他已经放弃了改变自身状况的希望，他所有的行为
也都会变得更加连贯和有意义。

　　在感到软弱时，有自卑情结的人往往会选择那些能凸显
出其强大的环境。他们并不会真正努力去增强自我，提高能

力，而是在自我意识中塑造出一个强大的形象，从而麻痹自己，但这样的尝试收效甚微。这样的人如果在工作中受到挫折，可能会尝试用家庭暴力来证明自己的重要性。尽管这种行为可能暂时会让他们从自卑感中解脱出来，但深深扎根在内心深处的自卑感仍会持续存在。这些自卑感一旦被旧有的情境唤醒，就会立刻变本加厉地显现出来，就像是流淌在他们精神生活中的暗流。在这种情况下，我们可以毫不夸张地将其称为"自卑情结"。

现在，我们可以对自卑情结进行一个定义。当一个人面对他无法面对的问题时，自卑情结便会浮现出来，这主要反映了他对这个问题的无能为力。从这个定义我们可以看到，和泪水、道歉一样，愤怒也是自卑情结的表现。自卑感总是会造成紧张，进而触发一种追求优越感的补偿性动作，然而，这种追求并不再以解决问题为目标。因此，对优越性的追求将导致生活的走向偏离，原本的问题将被置于一旁或忽略。个体会尝试缩小他的活动范围，以最大限度地避免失败，不再寻求成功。在困难面前，他会显得犹豫不决，停滞不前，甚至退缩，这种态度在恐惧症患者中表现得尤为明显。他们受困于一种信念："我不能走得太远。我必须把自己局限在熟悉的环境中。生活充满了危险，我必须避开它们。"当这种态度持久存在时，个体可能会将自己关在房间不肯出来，甚至躺在床上不再活动，最恶劣的退缩形式便是自杀。此时，个体不再寻求任何解决之道，唯一的信念就是对自身状况无法改善的无力感。当我们理解了自杀往往是一种责备或报复行为时，就不难明白自杀行为中潜藏的优越追求。在每一个自杀案例中，我们总能找到一个被认为导致其死亡的人。仿佛自杀者在说："我是所有人中最脆弱、最敏感的，而你们对我毫无慈悲。"

在一定程度上，所有的神经症患者都会有意无意地限制自己的行动范围，以及与外界接触的范围。他们试图将生活中的三大真实问题——职业、社交和爱情保持在一定的距离，同时尽量将自己局限在可掌控的范围中。如此，他们就为自己打造了一个狭窄而稳定的生活空间，在关闭门户避开风霜的同时，也远离了阳光与新鲜空气。他们会看时机选择恃强凌弱或频繁抱怨来主导自己的生活环境，并凭借经验选择被证明最为有效的策略。有时候，他们也会对某种策略感到不满，然后尝试另一种策略。然而，无论选择何种方式，目标始终不变，即在不改变现状的情况下追求优越感。例如，那些发现自己可以通过流泪来操纵他人的孩子，将会变成一个爱哭的孩子，这样的孩子又会逐渐成长为忧郁的成年人，对于他们来说，眼泪和抱怨（我将其称为"泪水的力量"）可能是一种非常有效的手段，可以打破合作，让他人屈服；那些时常羞怯、容易尴尬和常常感到内疚的人，自卑情结非常明显，从外表上看，他们会毫不犹豫地承认自己的软弱和自我照料时的无能，而被他们所隐藏的是他们对优越感的极度追求，以及不惜一切代价成为第一的渴望；一个爱夸大其词的孩子，其优越情结表现得越明显。如果我们深入研究他的行为，而不停留在其言辞上，很快就能发现他背后所隐藏的那个他不愿承认的自卑感。

所谓的"俄狄浦斯情结"（恋母情结）实际上只不过是神经症者"狭小马厩"症状的一个特例。如果一个人害怕在大千世界中面对和解决爱情的问题，他就无法从这个问题中解脱出来。如果他将行动范围限定在家庭圈子内，那么他的性冲动也将限定在这个范围内。这并不意外，出于对安全感的需求，他从不会将兴趣延伸到最熟悉的那几个人之外。他担心超出这个范围，他将无法再以惯用的方式主宰他人。恋母情结的受害者是那些被母亲宠爱的孩子，他们从小所接受的教育是他们的愿望可以无条件地得到满足，从未想过在家庭范围之外需要靠自己的努力来赢得爱和关心。即使已经成年，他们仍然依偎在母亲的围裙中。他们渴望爱情，不过是想要寻找一个仆人，而非平等的伙伴，但最深得他们信任的仆人依然是他们的母亲。我们几乎可以在任何一个孩子身上诱导出恋母情结，仅仅需要让他的母亲溺爱他，避免他对母亲之外的任何人产生兴趣，而让他的父亲对他始终保持冷漠。

所有神经症的症状都反映出一种受限的行为模式。在口吃者的言语中，往往透露着其内心的犹豫不决。他们对社交的渴望驱使他们与伙伴建立联系，然而，他们对自身的鄙视、对挑战的恐惧又与这种渴望相冲突，导致他们在说话时犹豫不决。那些在学校中表现"落后"的孩子，那些到三十岁或更大年龄还没有找到工作，或是逃避婚姻问题的男男女女，那些不断重复同样行为的强迫症患者，还有对白天的工作感到疲惫的失眠症患者——他们都显示出了自卑情结，以至于他们在处理生活问题上难以取得进展。自慰、早泄、阳痿和性偏好障碍等情况都展现出一种停滞不前的生活方式，这源于在接近异性时所产生的对行为不当的恐惧感。如果发出质疑："为什么他们会如此恐惧自己行为不当呢？"那么，唯一的答案便是："因为这些人为自己设定了一个过高的成功目标。"

自卑感本质上并非异常，它反而是推动人类进步的原动力。科学的诞生就源于我们对自身无知的认知，以及对未来的渴望：人们期望能更好地了解宇宙、改善生活状况，以及更有效地控制自己的环境。事实上，我坚信人类文化的根源就在于自卑感。如果一个不带任何偏见的外星观察者来到地球，他们一定会得出这样的结论："人类啊，组织各种社群和机构，为了安全做出的各种努力，如修建屋顶以抵挡雨水，制作衣物以保暖，铺设街道以便于行走——显然，他们根本就认为自己是地球上最脆弱的生物。"

在某种意义上，人类确实是最脆弱的生物。人类没有狮子或大猩猩的力量，许多动物都比我们更适合独立应对生活的困难。有些动物通过群居来弥补自己的弱点，但人类需要更为丰富和深入的合作，这在其他生物中是难以找到的。人类幼崽也特别弱小，他们需要多年的照顾和保护。每个人都曾是最脆弱的人类幼崽，如果缺少了合作，人类将无法面对环境带来的任何挑战。这时，我们不难理解为什么一个没有学会合作技能的孩子会无可避免地陷入悲观和强烈的自卑情结。我们也可以理解，即使对于最愿意合作的个体来说，生活也会不断提供新的挑战。没有人能宣称已经超越了最终的目标，完全控制了自己的环境。生命短暂，身体脆弱，对于生活的三大问题，我们总能找到更丰富和更完整的解决方案。我们可以不断接近答案，但绝不会满足于已经取得的成就。在任何情况下，我们都不能停下努力的脚步，对于愿意合作的个体来说，这是一种充满希望和有益的努力，我们会朝着真正改善全人类共同生活状况的方向努力。

我想，人们并不会因为无法达成人生最高目标而感到困扰。对此，可以做一个设想，假如一个个体，甚至整个人类都已经到达了一个没有困难的状态，那么在这样的环境下生活，人类可能会感到无比单调乏味。一切都变得可预见，所有的事情都可以提前计算好，明天不会有任何意外，未来将变得索然无味。人类之所以热爱生活，正是因为它有如此多的不确定性。如果所有的事情都确定下来，如果我们无所不知，那么就不会有激烈的讨论和惊人的发现，科学将告一段落，宇宙也只不过成了一个反复诉说的无聊故事，靠鼓励人类憧憬目标的艺术也将失去存在的意义。

万幸的是，生活从未被轻易耗尽。人类始终是需要努力的，我们总是能够找到或创造出新的问题，为合作和贡献创造出新的机会。神经质者大多在人生初始就遭遇了困阻，因此他的解决方案始终停留在较低的层次，他需要克服的困难也就越来越大。正常的个体会持续完善解决问题的方案或策略，而且面对新的困难他总是能找到新的解决方案。这样的人总能够对他人做出贡献，不会落后于人，也不会成为同伴的负担，更不需要特殊照顾。他会运用勇气和独立性，遵循社会规则来解决他的问题。

2

每个人对优越感的追求都是独特且个人化的，这取决于他对生活的独特理解和赋予生活的意义，这种意义超越了文字表达。它像一种奇特的旋律，编织在他的生活方式中，隐约透出他的目标，但又不至于明确到可以用语言简单清晰地描述出来。他的表达方式十分隐晦，以至于我们只能从他给出的些许线索中去推测、去解读。理解一个人的生活方式就如同理解一位诗人的诗歌一样，诗人需要用词语来表达，但他想表达的意义不仅停留在字里行间，大部分的意义需要我们去猜测、去寻找。同样，对于那个最深奥且复杂的创作——个体独特的生活方式，心理学家也必须学会阅读字里行间的艺术，去欣赏生命的意义。

　　生命的意义是在人生最初的四五年中建立起来的，这不是一个精确的数学计算，而是一个模糊的探索过程，就像盲人摸象一般，只凭感觉摸索线索，从而做出自己的猜测和解释。追求优越感的目标，同样是通过摸索和猜测来设定的，它来源于对生命的渴望，是一个动态的趋势，而不是一个被详细规划和界定的目标。没有人能概括自己的优越感目标，他或许清楚他的职业目标，但这只是一小部分内容。即使目标已明确，还要面临无数种实现目标的方法。比如，一个人可能希望成为一名医生，但成为医生就意味着要做许多不同的事，他不仅要成为一名内科医生或病理学专家，还要展示出对自我和他人的特别关注。我们将看到他如何对自己的同伴施以援手，又在何种程度上限制他的援助。他选择这个目标，是为了补偿某种特定的自卑感。我们必须从他在专业和其他方面的表达中去猜测他正补偿的自卑感是什么。例如，我们常常可以观察到，有些医生在童年时期就早早意识到人必有一死这一无情的现实，而恰恰是这个现实给他们留下了最深的印象，使他们内心充满不安。可能他早年目睹了兄弟姐妹或者父母的去世，这种阴影促使他在以后的人生路径中必须找寻一个对抗死亡威胁的更有力的方法。再比如，还有一些人可能会立志做一名教师，然而，我们深知教师的形象有多么多元化。如果这名教师的社会责任感较弱，那么他可能会以统治学生来建立自己的优越感目标，因为只有在比他更弱、经验更少的人面前他才更有安全感。然而，一位具有高度社会责任感的教师会将学生视为平等的伙伴，并真心期望为全人类做贡献。在此我们无须详述教师在才能和兴趣方面的千差万别，以及在这些千差万别的表现方式背后，他们又会树立千差万别的目标。当一个人选择了具体目标，他的潜力就被局限于仅适应这个目标即可。然而，这个完整的目标原型始终会推动和拉扯这些局限，无论在什么条件下，他都会找到一种方式去表达他对生活的理解和对优越感的最终追求。

因此，我们必须探索每一个个体的内在。个体可能改变实现具体目标的策略，就像他随时可以改变表达目标的方式一样，如他的职业选择。然而，我们仍需要去寻找这种深层的连贯性，寻找他人格中的统一性。这种统一性在个体所有的行为表现中都是恒定的，就像我们如果把一个不规则的三角形放在各种不同的位置，每个位置看起来都会呈现出一个全新的三角形一样。但如果细心观察，又会发现无论哪个三角形都始终保持本质不变。同样，人的优越感目标也是这样：它的内涵永远不会被任何单一的表达方式耗尽，但我们可以在所有的表达中认出它的存在。我们不能对一个人说："如果你做了这件事或那件事，就能满足你的优越感。"优越感永远在变化。一个人越接近健康状态，他就越有能力在一条道路被阻塞时立刻寻找到新的出路。只有神经质者才会认为他的目标以及追求目标的方式是恒定不变的，即"我必须拥有这个，否则我什么也不是"。

尽管我们不应草率地去定义任何特定的优越感追求，但我们可以在所有的目标中找出一种普遍的共性，那就是一种接近神的境地的渴望。很多时候，我们会看到一些孩子坦诚地表达出了这种期望："我想成为神。"许多哲学家也抱有同样的理念，教育者们也期望他所培养的孩子们能接近神的标准。

这种神性的理想在"超人"这一概念中得到了更为谦逊的诠释。尼采在精神崩溃之际写给斯特林德贝格的信中署名为"被钉十字架者"，也在某种程度上折射出这种理念——关于这一点我不再多说。

当优越感目标得以具体化，人们在生活方式上便不会有所失误。个体的习惯和症状对于其要达到的具体目标而言都是完全正确的，成为一种毋庸置疑的存在。每一个问题儿童、神经症患者、酗酒者、罪犯或性偏好障碍者，都在以他们认为最正确的方追求心中的优越地位。我们不能简单地去针对他们的症状，因为那些症状恰恰是他们为了达到目标而必须拥有的。就如在一所学校里，班上最懒的男孩被老师质问为什么交上来的作业总是乱七八糟的，他的回答是："正因为我是班上最懒的，你才会一直关注我。你从不注意那些品学兼优的孩子，他们从不干扰课堂，作业也完成得很漂亮。"他的目标是吸引老师的注意力并操控老师，为此他已找到最佳方式，那就是懒散，因此想要消除他的懒散根本无济于事。他认为自己绝对正确，想着改变才是傻瓜。

另外一个男孩在家表现很乖，但生性愚笨，他在学校的成绩不好，家里人也觉得他不够聪明。他有一个大他两岁的哥哥，生活方式与他截然不同。哥哥聪明且活跃，但总是因为鲁莽而惹是生非。有一天，这个弟弟对哥哥说："我宁愿像我这样一直愚笨，也不愿意像你那样鲁莽无礼。"如果他的目标是避开麻烦，那么我就可以认为他的"愚笨"反而是一种聪明了。因为愚笨，人们会放低对他的期望，那么即使他犯了错误，也不会受到责备。在这个目标设定下，如果他表现得不愚笨，那才真是傻瓜呢。

3

直至现在，常规的治疗方式仍是对症下药。但无论在医学还是教育领域，个体心理学都坚决反对这种方法。当一个孩子的数学成绩落后，或者整体学业欠佳时，仅仅关注这些表面问题，并试图在这种特定领域上提升他，并不能解决根本问题。也许他是在有意给老师制造麻烦，甚至希望通过被开除来彻底逃离学校。因此，如果只试图纠正他某个问题，他很快就会制造出新的问题去达成目标。

成年神经症患者也是如此。一个患有偏头痛的人完全可以借助发病来达到某些目的，因此你会发现他的头痛症总是在最需要的时候发作。借助头痛，他可以避免处理社会问题；他的头痛可以在需要接触新的人或做出新的决定时发作；头痛还可以帮助他在办公室或家庭中施加压力。他为什么要放弃这样一个完美的策略呢？从他的角度来看，他所承受的痛苦不过是一项明智的投资，而且是可以带给他回报的那种。

当然，我们可以像用电击或假手术来治疗战争中的那些神经症患者一样，给他们一些震惊性的解释来吓走病症。医学治疗也能在某种程度上缓解他的痛苦，使他放弃所选择的特定症状。但是，只要他的目标不变，就算让他放弃一个症状，他也必定会找到另一个症状。"治愈"了他的偏头痛，他可能会失眠，或者产生其他新症状。只要目标还在，他就会一直制造麻烦。有一类神经症患者，就能迅速丢掉旧的症状，并毫不犹豫地采纳新症状，就像演奏神经症的演奏家一样，不断扩充症状的曲目。一本关于心理治疗的书籍只会让他们从中多学一些不曾尝试过的新的神经问题。我们必须找到症状背后的目的，以及这个目的与优越感目标的关联性。

假设在我主讲的课堂上，我带来一把梯子，爬到梯子顶部，然后坐在与黑板顶端持平的位置。那么大家可能会想："阿德勒博士一定是疯了。"他们不会理解梯子的用途，我为何要爬上去，或我为何坐在那个令人尴尬的位置。但是，如果他们事先得知我这个人的目标，即"我希望坐在黑板上，因为如果我的身体不能超越其他人，我就会感到不安，只有坐在俯视课堂的位置，我才能安心"。那么，大家大概就不会认为我是在发疯，我只不过选择了一个特别的方式去达成我的具体目标。此时，梯子有了意义，我的攀爬行为也变得得体。而唯一让我看起来疯狂的是对于优越感的解释。如果我能被说服改变不恰当的具体目标，那么我就会改变行动方式。但如果目标依然存在，只不过被强制拿走了梯子，那么我顶多会换一把椅子，如果椅子被拿走，我会考虑跳跃、爬行或用力拉扯自己来达到目标。这对于每一个神经质的人来说都是一样的：他们选择的手段是无可置疑的。我们能够改变的只有他们的具体目标。随着目标的改变，精神习惯和态度也会相应变化，那么他将不再需要原来的习惯和态度，取而代之的是新的适应其新的目标的习惯和态度。

以一个例子进行说明，一位30岁的女士向我求助，说她的生活中充满了焦虑，很难与人建立友谊。这位女士的职业生涯毫无进展，依然需要仰赖家里的资助。她偶尔会接一些速记员或秘书的工作，不幸的是，雇主总会爱上她，以至于她不得不离开工作岗位。有一次，她找到一个不会发生感情纠葛的工作，但那份工作让她倍感羞耻，最终也不得不离开。尽管她接受了八年多的心理治疗，但并未改善她的社交技巧，而她依然无法自力更生。

当我会见她时，她向我回溯了早期童年的生活方式。只有追踪她的孩提时代，才能更准确地理解她的成年时期。她在家里是最小的孩子，长得又非常漂亮，因此会得到家人的过度宠爱。当时，她的父母非常富裕，她有什么愿望都会得到满足。听完她的故事后，我对她说："你被宠得像一个公主。"她回应："真奇怪，那时大家都称呼我为'公主'。"我问她最早的记忆是什么。她回答道："在我四岁那年，我记得有一次独自走出房门，发现一些孩子在玩一个游戏。他们不时地跳起来，大喊：'巫婆来了！'我感到非常害怕，于是立刻回到家中。我问家里的老仆是否真的存在巫婆。她回答说：'是的，有巫婆，也有小偷和强盗，他们会追着你到处跑。'"从这个故事中我们可以看出，她内心深处十分恐惧一个人留在家里，而这影响了她的整个生活方式。她感觉自己没有独立生活的力量，必须依赖家人给予她各方面的支持和照顾。

她的另一个早年记忆是这样的："曾有一个男性钢琴老师，有一天他试图亲我。我立刻停止弹琴，将这件事告诉母亲。从那以后，我再也不想碰钢琴。"从这个记忆中我们可以看出，她那时已经学会与男性保持一定距离，而她在两性方面的发展也与保护自己免受爱情纠葛的目标相吻合。她认为恋爱是一种软弱的象征。在这一点上，我必须说，许多人在恋爱中都会感到软弱，这在某种程度上是对的。当我们坠入爱河时，我们需要变得更加柔软，这样才能对另一个人感兴趣，受另一个人的影响。只有那些以"我绝不能显得软弱，我绝不能暴露自己"为优越目标的人，才会回避爱情的相互依偎。远离爱情的人，往往是没有做好爱人准备的人。你会发现，当他们感到自己可能会坠入爱河时，会将此事化为笑柄，然后讥笑、嘲讽那些使其坠入爱河危险的人。他们正是在用这种方式来消除自己的软弱感。

这位年轻女士在婚恋问题上同样感到软弱，因此，当她在工作中被男人示爱时，她的反应是如此激烈，除了逃离之外她看不到任何其他选择。当她还没能解决这些问题时，她的父母相继离世了，她的世界几乎崩塌。她开始寻求亲属的帮助，但这显然不能让她满意。一段时间后，所有的亲属都疲惫了，再也不愿意给她所需要的关照。为此，她十分生气，告诉他们：让她独自一人生活是多么危险的一件事。通过这种方式，她才得以避免不得不自力更生的困境。可以确定的是，如果家人完全放弃了对她的关心，她可能会发疯。她实现优越感目标的唯一方式是强迫她的家人照顾她，让她避免生活中的所有问题。她在心中塑造了这样一个形象："我不属于这个世界，而是属于另一个世界，在那里我是一位公主。这个可怜的地球并不理解我，也不承认我的重要性。"再走一步，她就会走向疯狂，但只要她还能找到一丝资源，找到亲戚或者朋友来照顾她，她就没有必要走到那一步。

以下是另一个案例，我们可以从中更清楚地看到自卑情结和优越情结的体现。一位16岁的少女被带到我这里，她约 7 岁时就学会了偷窃，12 岁起便学会了与男孩们结伴外出，夜不归宿。她两岁时，目睹了父母漫长而激烈的斗争，最后以离婚收场。然后，母亲把她带到外婆家生活，正如我们常常会看到的那样，外婆对她开始了补偿式的溺爱。她出生时，父母间的斗争正处于白热化阶段，因此她从来不曾得到过母亲的热烈欢迎，母亲也从未对她表达过自己的喜爱之情，母女之间总是剑拔弩张。

我以友好的态度与女孩进行了交谈，她告诉我："我并不喜欢偷窃，也不喜欢与男孩们乱跑，但我必须让妈妈明白她不能控制我。""这是你的报复吗？"我问她。"我想应该是的。"她回答。她试图证明自己比母亲更强大，但这只是一厢情愿，因为她打心底里认为自己比母亲更弱。她感到母亲并不喜欢她，这让她陷入自卑。她认为，唯一能证明自己的优越性的方法就是制造麻烦。孩子们的偷窃或其他违法行为往往都出于一种报复心理。

还有一位 15 岁的少女，她在消失了整整 8 天后被送到了少年法庭。在那里，她讲述了一个她被男子绑架并被囚禁了 8 天的故事。然而，无人相信她的说辞。医生以极其亲切的态度与她交谈，劝她说出真相。然而，当她感到故事被质疑时，她愤怒地打了医生一个耳光。

我第一次见到她时，问她对未来有什么想法，并让她知道我唯一关心的是她的未来，以及我能为她做些什么。在询问她是否有梦想的时候，她笑着告诉我她的一个梦境："我在一个地下酒吧里，当我离开的时候，碰到了我的母亲。不久后，我的父亲出现了，我妈妈把我藏起来，这样他就看不见我了。"从中我们可以看出，她对父亲充满了恐惧，她正在与父亲进行一场激烈的斗争。过去，父亲经常会对她进行惩罚，出于对被惩罚的恐惧，她不得不选择撒谎。每当我们听到关于撒谎的案例时，首先要做的就是去寻找背后那对严厉的父母。谎言本身是毫无意义的，除非揭开真相是一件危险的事。同时，我们也可以看出这个女孩与她的母亲之间尚存在某种合作关系。之后，她告诉我，有人引诱她去了地下酒吧，并在那里待了八天。她因为恐惧父亲，所以不敢说出真相，但同时，她又希望父亲能知道这段经历，从而压倒父亲。她觉得自己一直以来被父亲所压制，只有成功地伤害到父亲时，她才能感受到胜利的滋味。

如何帮助那些走上歧途的人呢？若我们认识到追求优越是所有人的共同点，那么答案就不言而喻，即换位思考，感同身受他们所经历的挣扎和苦痛。他们唯一的错误在于，所有的努力都被投到了生活中无足轻重的事物上。追求优越推动着每一项人类创造，是人类文化的源泉。人类的整个生活都在这条伟大的行动线上展开——从低级到高级、从负面到正面、从失败到胜利。然而，只有那些在追求过程中充分尊重他人、真正解决生活问题的人，才能做出对他人有益的行为。如果我们以正确的方式接近他人，会发现他们并没有那么难以说服。所有人对价值和成功的评价最终都基于合作，这是全人类共享的广大舞台。我们对行为、理想、目标、行动和品质的所有期待都是希望它们能服务于我们人类的协同合作。

我们永远不可能找到一个完全脱离社会情感的人。无论是神经症者还是罪犯，他们都明白这一公开的秘密。这一点从他们竭力为自己的生活方式辩解，或将责任推卸给他人的这些努力上就能昭示出来。然而，他们已经失去了在生活中积极面对问题的勇气，自卑情结使他们认为"你无法在合作中获得成功"。于是，他们便从真正的生活问题中转身，转向了与虚无的阴影作战，试图从新的方向证明自己的力量。

在我们的人类社会分工中，存在着无数个具体目标的空间。正如我们所看到的，每一个目标都可能包含一些微小的瑕疵，我们总能从中找出一些值得批评的地方。对于一个孩子，他的优越感可能在数学知识上得以体现；对于另一个孩子，他的优越感可能在艺术上显露；而对于第三个孩子，他的优越感可能建立在体能上。消化不良的孩子可能会认为他面临的主要问题是营养问题，于是兴趣可能会转向食物，因为他认为这样至少可以改善自己的健康状况，那么最终，他可能会成为一名杰出的厨师或营养学专家。

在所有这些特殊目标中，我们都能看到一种真实的竞争力是建立在一些可能性的排除和一种朝向自我限制的训练上的。我们可以这样去理解，例如，一个哲学家必须时不时地将自己从社会中隔离出来才能去思考，去撰写他的著作。然而，假如追求优越的目标与强烈的社会责任感相结合，那么他出错的可能性就不会太大。我们的合作需要各种各样的优点，只要我们能认识到并欣赏彼此的优点，就能构建一个和谐、协调的社会。

第四章　早期记忆

1

　　由于个体内在追求优越感所作出的努力是塑造人格的关键元素，所以我们可以在个体的心灵生活中的每一个环节中发现其踪迹。认识到这一点，可以带给我们两个理解个体生活方式的重要工具。首先，我们可以任意选择一种行为表达来展开研究。每一种行为表达都将指向同一个方向——显示出一种构建人格个性的动机。其次，我们拥有丰富的素材。每一个词、思想、感觉或手势都能为我们提供帮助。当我们过于轻率地考虑某个表达时，就容易犯错误，但我们可以通过其他一千种表达来进行验证和修正。在我们看到某个表达是整体中的一部分之前，我们无法确定其最终的意义。然而，每一种表达都在述说着同样的事实，每一种表达都在引导我们寻找答案。我们就像找到了陶器碎片、工具、残破的古建筑、斑驳的纪念碑和古籍的考古学家，然后通过这些碎片推测出一个消亡的城市曾经的模样。但我们处理的并非消亡的事物，而是人的内在组织，一个能源源不断地展示自我意义的活生生的存在。

理解人的复杂性是一项艰巨的任务。个体心理学也许是所有心理学领域中最难以掌握和实践的。我们必须始终倾听，倾听生命的整体旋律，直至那关键的理解自然显现出来，打消疑虑。我们必须从微小的信号中寻找端倪——他走进房间的方式、他如何问候我们、他握手的方式、微笑的样子、步态的轻重等。我们可能会理解偏差，但总会有其他信号出现，指正或确认我们的理解。

治疗过程本身就是一种合作的练习和合作的试验。只有当我们真心对他人感兴趣时，才有可能取得成功。我们必须学会以他们的眼睛看世界，用他们的耳朵去倾听，他们也必须倾尽全力配合我们，从而使我们加深对他们的理解。无论是他们的态度还是他们面临的困难，我们都必须去面对和解决。即使我们已经非常理解他们，并确定他们对自己已有所了解，也不能保证我们的看法是对的。这个真理如果不能得到全部的认证，那么就一定不是真理，这意味着我们的理解还不够深入。

可能正是基于此点的误解，其他心理学派发展出了"负面转移和正面转移"的概念，而这一概念在个体心理治疗中并未出现过。继续纵容一个已经被惯坏了的患者，可能是赢得他们好感的最简单的方式，但是，这种做法会让他们的控制欲愈发显现出来。如果我们轻视他们，忽略他们，可能会激起他们的敌意，结果呈两极化，要么中断治疗，要么坚持治疗，以证明他们的观点，然后让我们后悔。无论是纵容他们还是忽视他们，都不是真正地在帮助他们。我们必须心怀真诚和客观来关心他们，与他们共同努力找出错误，这不仅是为了他们自身的利益，还是为了他人的利益。怀着这个目标，我们便不必再冒险等待"转移"的风险出现，也不会以权威的身份示人，更不会让他们陷入依赖和不负责任的位置。

在诸多形式的心灵表达中，记忆或许是最能揭露一个人内心的。记忆就像是一个人随身携带的警钟，提醒他自我存在的边界和外界环境的含义。"偶然的记忆"是不存在的，在无穷的印象海洋中，他选择留住的一定是那些与生存境况息息相关的记忆，无论这种关联看起来多么微妙。因此，他的记忆代表了他的"生命故事"，是他不断重述以警示或安慰自我，使自己专注于目标，并通过过去的经验为未来的行动做好准备的故事。记忆可以用来稳定情绪，这是显而易见的。当一个人遭遇挫折、满心沮丧时，他会回溯过去的失败；如果他整个人沉浸在郁郁寡欢中，那么他所有的记忆都会是忧郁的；当他心情愉快、勇敢无畏时，他选择的记忆则会大为不同，他会回想那些愉快的瞬间，而这种快乐的记忆会让他的乐观主义更加坚定；当他被问题所困时，有助于直面问题的情绪的记忆被唤起。记忆的作用与梦境相似，许多人在做决定时，会梦见他们曾经成功通过的挑战。然后，他们会将这次决策视为一次考验，试图重现过去的胜利情绪。

对于情绪的结构和平衡的考量，也同样适用于个体生活方式内部的情绪变动。一个抑郁症患者，如果能记起他美好的时刻和曾经的成功，就不会持续陷入忧郁。他如果对自己说："我的一生都不幸福。"那么他就只会选择那些不幸的事件来回忆。

记忆永远不会违背生活方式。如果一个人的优越目标需要他感到"其他人总是羞辱我"，那么他就会选择回忆那些他能解读为羞辱的事件。只要他的生活方式发生改变，他的记忆也会随之改变。他会记起不同的事情，或者对他记忆中的事件进行不同的解读。

2

早期记忆具有一种独特的魅力。首先，它们如一扇窗，为我们展现了生活方式在其最初最简单的模样。通过这些记忆，我们能洞察到这个孩子曾经得到的是宠溺还是忽视；在与人合作方面，他受到了何种程度的教导；他更倾向于与谁合作；他所面临的是何种问题，又是如何与这些问题抗争的。比如，一个因视力障碍而训练自己进行更细致观察的孩子，在他的早期记忆中，我们往往可以发现充满视觉特色的印象。他的回忆可能是以"我四处张望……"为开头，或者他会详细描述颜色和形状。又如，一个身体残疾，却热衷于行走、奔跑或跳跃的孩子，他的记忆会清晰地展现出对这些兴趣的向往。童年记忆中的事件通常与个体的主要兴趣紧密相连，了解了一个人的主要兴趣，就能洞悉他的目标和生活方式。这个事实让早期的回忆在职业指导中拥有了无比大的价值。我们也能从记忆中了解孩子对他的母亲、父亲以及家庭其他成员的态度。实际上，记忆的真实性并不重要，真正有价值的是它们背后所隐藏的对记忆的判断——"我从小时候起，就已经是这样的人"或者"孩童时，我就已经发现世界是这个样子了"。

最富启示性的可能是个体开始叙述自身故事的方式，以及他所能回忆起的最初的事件。这段最早的记忆为我们展示了个体对生活的基本概念，以及他对自身态度的首次具体体现。这给了我们一个独特的机会，使我们能目睹他是选择何种起点来开启生命历程的。在探查一个人的性格时，我总会询问他的最早记忆。有时，他会保持沉默，或者声称他不知道哪个事件是他的最早记忆，但他不知道的是，这个回答本身就揭示了某种事实。我们可以就此推断，他并不愿意探讨他对生活的基本概念，或者他尚未准备好与我们展开合作。

然而，大部分人还是非常愿意谈论最早记忆的。他们将这些记忆视作事实，却未曾意识到隐藏在其中的深层含义。几乎没有人能完全理解他最早的这段记忆意味着什么，因此，大多数人都通过其最早的记忆，以完全中立的方式表达出了他们的生活目标、与他人的关系以及他们对环境的看法等。最早记忆的有趣之处在于，其简洁、朴素的特性使我们能够广泛地开展研究。我们可以要求一个学校某个班级里的全部成员写下他们最早的记忆，掌握了解读的方法，我们就能得到每个孩子无比珍贵的心灵画像。

为了进一步阐述，我会给出一些最早记忆的案例并进行解读。对于这些记忆中的个体的认知，我只通过他们所描述的记忆予以了解，我甚至无法确定他们是儿童还是成人。从他们最早记忆中获取的意义必须通过他们的人格的其他表达方式来确认，但我们可以利用这些记忆来进行训练，以及提升我们的推测能力。在这些记忆中，我们将判断哪些是真的，然后将一个记忆与另一个记忆相比较。尤其是，我们将能看出个体是否接受过合作的培养或他是否反对合作；他是勇敢还是忧郁；他是否期望得到帮助和注意；他是否更愿意自立；他是否愿意付出还是只想接受。

1. "就因为我妹妹……"

在童年早期记忆中，第一出场人物极其重要。当妹妹的身影出现时，我们可以肯定地说，个体一定活在妹妹的阴影中，妹妹对她的发展产生了深远的影响。我们通常会发现她们之间存在一种竞争的气氛，像在争夺某种东西。我们也可以理解为，这种竞争给她的成长历程带来许多困扰。当一个孩子忙于与他人竞争时，他无法想象可以在基于友谊的合作中投入对他人的兴趣和关注。然而，我们也不能过早地下结论，也许这两个孩子只是亲密的朋友。

"就因为我妹妹和我是家里最小的两个人，所以直到她长到足够大之前，我都没有被允许去过那里。"这里，竞争的意识初现端倪。叙述者就像在说："是我妹妹阻碍了我！就因为她比我小，我就得等她长大，她限制了我的发展！"如果这确实是记忆的真正意义，我们应该预料到这个男孩或女孩会有这样的感受："在我的生活中，最大的威胁是有人限制我，阻碍了我自由发展。"这位叙述者很可能是一个女孩，男孩子似乎不太可能有这种困扰。

"最终我们一起成长。"站在叙述者的立场来说，我们不认为这种教育对一个女孩子来说是恰当的。这样的安排可能会给她留下一种印象：即便她是年长的那个，也必须排在妹妹之后。我们也的确从各种角度看到这个特殊的女孩正是这样理解的。她感觉自己被忽视，且一直活在妹妹的阴影下。最终，她会将矛头指向需要为此事负责的那个人，很可能是她的母亲。假如她因此而更依赖她的父亲，并竭尽全力得到父亲的宠爱，我们也不会觉得意外。

"我清楚地记得母亲告诉每个人，我们第一天上学时她是多么孤独。她说：'那天下午我多次跑到门口，寻找女孩们的身影。我甚至害怕她们永远不会回来。'"这是女孩对母亲的描绘，也展示出母亲的行为并不是明智的。这是女孩对她母亲的心灵画像："我甚至害怕她们永远不会回来。"显然，这位母亲爱女心切，女孩们也清楚地感受到了这份爱。但同时，母亲也充满了焦虑和紧张。如果我们能和这个女孩谈谈，她可能会告诉我们更多关于母亲偏爱小女儿的事情。这样的偏爱并不会让我们感到惊讶，因为最小的孩子通常都是被宠爱得最多的。

从这段早期记忆中，我可以得出这样的结论，两个姐妹中年长的那个感觉自己被年幼的妹妹拖了后腿。在她以后的人生中，我们应该也不难发现嫉妒和害怕竞争的迹象。如果发现她不喜欢比她年轻的女性，这一点也不意外。有些人一生都觉得自己太老了，许多嫉妒心强的女性总觉得自己在年轻的同性面前处于劣势地位。

2."我最早的记忆，是三岁时参加爷爷的葬礼。"

这来自一个女孩的陈述，爷爷死亡这件事深深地撼动了她的内心。这暗示着什么呢？她意识到死亡是生命中最大的未知、最大的威胁。她从孩童时期的经历中汲取了这个教训："爷爷会去世。"我们可能会推测，她是爷爷的掌上明珠，深受爷爷的疼爱。祖父母几乎总是会宠爱自己的孙子孙女，因为他们对孙子孙女的责任感相对较轻，希望能吸引孩子们的注意，证明自己仍有被关爱的价值。我们的文化让老年人很难感到自己的价值，于是，他们会通过简单的方式来肯定这种价值，如喋喋不休。在这里，我们有理由相信，爷爷在女孩还是婴儿的时候就十分疼爱她，这也是她把爷爷留在记忆深处的原因。当爷爷去世时，她的第一反应是受到了巨大的打击，一位强大的支持者、一位慈善的盟友离她而去了。

"我清楚地记得他躺在棺材里的模样，脸色那么苍白，身体僵硬得可怕。"我不确定让一个三岁的孩子目睹死者是否是明智之举。至少在此之前，应该为孩子做好心理建设。我经常能从孩子的口中得知，他们对死亡的印象十分深刻，甚至永生难忘。这个女孩就没有忘记。这样的孩子会努力降低或战胜死亡的威胁，以至于立志成为一名医生，他们认为医生比其他人更有能力对抗死亡。如果你问一个医生他的早期记忆，他往往会提到一些关于死亡的经历。"躺在棺材里的模样""脸色苍白""身体僵硬"——这是一个可视性的记忆，可能这个女孩是视觉型的，喜欢饶有兴致地观察世界。

"到了墓地，当棺材被放下时，我清楚地记得那些带子从粗糙的棺材底部被拉出。"她再一次告诉我们她记忆中的情景，这进一步证实了我们的猜测：她是一个视觉型的人。"这次经历以后，我再听到任何熟识的人，尤其朋友或亲人离世时，都感到恐惧。"她再次强调了死亡对她的深刻影响。如果我有机会与她对话，我会问她："你想成为什么样的人？"或许她会回答："一个医生。"如果她回避了这个问题，我可能会主动建议："你考虑过成为医生或护士吗？"当她谈到"去往另一个世界"时，我们可以看出这是对死亡恐惧的一种补偿心理。她的整个回忆让我们了解到，她的爷爷对她慈爱有加，她是视觉型的人，死亡在她心中扮演着重要角色。她从生命中得出的意义是："我们终将死去。"这无疑是个事实，但我们并不能确定每个人的关注点都在此，毕竟这个世界还有其他可以引起我们关注的东西。

3. "在我三岁时，我的父亲……"

她一开口就提到了父亲，我们可以就此推断，这个女孩对父亲的关注可能超过了对母亲的关注。对父亲的关注往往处于个体发展的第二阶段。在生命的第一阶段，孩子们的关注点更多在母亲身上，因为在出生后的一两年里，孩子与母亲的关系最为亲密。孩子需要母亲，依赖母亲，所有的心理斗争都与母亲有关。如果孩子的关注点开始转向父亲，那么就证明母亲在这场子女争夺赛中输了。孩子对现状的不满通常源于家中的新成员——更小的孩子的到来。如果我们在这个回忆中听到有这样一个更小的孩子的存在，那么我们的推测就得到了验证。

"父亲为我们买了一对小马。"我们从中可以看到多个孩子的影子，必须深入了解更多。"他牵着它们走进了我们的家。年长我三岁的姐姐……"这时，我们必须重新调整下理解。之前，我们误以为她是大姐，然而实际上她是妹妹。也许，大姐姐是母亲的宠儿，这就是她在此提及父亲和小马礼物的原因。

"姐姐得意扬扬地拉着小马的缰绳在街上漫步。大姐姐就像一个凯旋的将军……我的小马，拼命追随着另一匹小马，走得太快，以至于我根本跟不上它的脚步——这都怨姐姐远远地走在前面！——而我被拖在泥地里，面朝下。满心期待的梦想在此刻以悲惨的结局收场。"姐姐取得了胜利，她赢得了这场比赛。我们可以断定，这个小女孩想要表达的是："如果我再不努力，我的大姐姐会永远处于领先地位，而我则被一次次拖在泥地里，一败涂地。唯一安全的策略就是成为领先者。"我们就此推测，大姐姐在母亲那里取得了胜利，而这就是小妹妹向父亲寻求支援的原因。

"我后来超越了姐姐，成了一名优秀的骑手，但这并没有减轻我的失落感。"所有的推断在此得到了验证。我们可以看到两姐妹之间的竞争是如何展开的。小妹妹的感觉是："我总是落后，我必须努力超越，我必须超越所有人。"这是我所描述的那种类型，常见于排行第二或最小的孩子，他们总是设定自己的步伐，并一直努力赶上。这个女孩的记忆强化了她的态度，它告诉她："如果有人超过我，我就会陷入危险。我必须始终保持领先。"

4.“我最初的记忆，是大姐姐带我去参加派对和其他
社交活动，她应该是比我大 18 岁。”

　　这个女孩的最初记忆是关于社交的。通过这个记忆，我
们会发现她的社会合作感比其他记忆更高。她的姐姐，大
她十八岁，长姐如母，成了这个家中最疼爱她的人，但这个
姐姐以一种极其巧妙的方式将孩子的注意力扩展到其他人
身上。

　　“在我出生前，姐姐是家里四个孩子中唯一的女孩，所
以她很高兴地向人们宣告我的存在。”这并不像我们所想象
的那么美好。当一个孩子被四处“展示”时，他们可能更关
注别人的赞赏，而不是贡献生命的意义。“因此，在我还小
的时候，她就带我去参加各种派对。我对这些派对唯一的记
忆就是我总是被要求说些什么，如‘告诉这位夫人你的名字’
之类的。”这种教育方式是一种误导，会让女孩在某段时间
患上口齿或语言障碍等。孩子之所以口吃，通常是因为大家
过度关注他所说的话。他不是在毫无压力的情况下与他人自
然交流，而是被教导要有意识地去寻求赞赏。

　　“我还记得我总是不说话，然后回到家等待我的就是一
场责备，所以我开始讨厌出去见人。”我们必须全面修改解
读。现在，我们可以看出，她最初的记忆背后隐藏的意义
是：“我和其他人有所接触，但我发现这很不愉快。因为这些
经历，我开始讨厌与他人的合作。”因此，我们可以做出合

理的预判，即使到现在她可能还是不喜欢见人，陌生人会让
她感到尴尬。她会过分关注自己，总觉得自己值得炫耀，而
这种要求又让她很有负担。她已经被驯化，认为必须与众不
同，而忘记了人与人之间的自然平等。

**5. "我的早年记忆中有一幅非比寻常的画面：那是我
大约四岁的时候，曾祖母来看望我们的场景。"**

　　我们都知道祖父母向来溺爱他们的孙子辈孩子，但曾祖
母是否也是如此，我们不得而知。"就在那次，我们拍下了
一张四世同堂的照片。"这个小女孩对她的家族抱有极大的
兴趣，从她对曾祖母的来访和那张照片的清晰记忆中，我们
可以推断她非常珍视她的家庭。如果这个推测是准确的，我
们将会发现她与人合作的意识不会超过家庭范围。

　　"我清楚地记得我们驱车前往另一个城镇，抵达摄影师
的工作室后，我换上了一件白色刺绣连衣裙。"这个女孩大
概也是一个视觉型人格。"在拍四世同堂的照片之前，我和
弟弟先合影拍照。"在这里，家庭主题再次浮现。她的弟弟
是家庭的一部分，我们可能会听到更多关于她与弟弟的关系
的记忆。"他被安排坐在我旁边的椅子上，手里拿着一个鲜
红色的球。"她再次回忆起了视觉可见的事物。"我站在椅子
的一边，手里什么都没有。"现在我们看到了这个小女孩的

诉求，即她觉得弟弟比她更受宠爱。我们可以猜测出她对弟弟的出生感到不满，因为弟弟抢走了她最小的、最受宠爱的位置。"摄影师提醒我们要微笑。"这里暗含的意思是："他们要我微笑，可我有什么可笑的呢？他们让我的弟弟坐在宝座上，给他一个红色的球，而我呢？他们给了我什么？"

"接下来是拍摄四世同堂照片的场面。每个人都竭力表现出自己最好的一面，唯独我无法微笑。"她对家庭的不满源于家庭没有给予她足够的照顾。在这个初始记忆中，她毫不吝啬地向我们展示家庭是如何对待她的："当我的弟弟被要求微笑时，他露出了可爱的笑容，确实很可爱。直到今天，我都依然对拍照抱有抵触情绪。"这个记忆为我们提供了深入理解人性的一种方式，揭示了大多数人是如何处理人生经历的。我们在得到一个显著的印象后，总是从中抽取一个片段，然后用这个片段来解释其他一系列行为。显而易见，那次拍照给她留下了不快的记忆，以至于她至今仍然反感拍照。我们通常会发现，当人们反感某个事物时，他们总是能找到理由来证明自己的反感，甚至会从他们的经历中选取某个具体事件，将全部责任推给它。

这段早期记忆为我们提供了两个关键的线索来理解她的人格特质。首先，她是一个视觉型人格；其次，她与家庭保持着紧密联系。第二点更重要。她的第一个记忆全部都是在家庭环境中产生的，这可能意味着她在社交生活中有所不适。

6.“我最初的记忆，发生在我三岁半的时候。一位帮我父母工作的女孩带我和表弟到地下室，给我们尝了一口苹果酒。那个味道，喜欢到难以忘怀。”

发现地下室里藏着苹果酒，这真是一次颇为有趣的探索之旅。如果我们此刻就得出结论，那么会有两种猜测：一方面，这个小女孩对于新奇的环境感到非常兴奋，这代表着她通常能以无畏的态度去面对生活中的挑战。另一方面，她可能意识到有些人拥有强大的意志力，会诱导我们误入歧途。

接下来的记忆将帮助我们做出更明智的判断。“过了一会儿，我们觉得可以再尝一口，于是开始动手。”这是一个勇敢的小女孩，她有着独立自主的意愿。“不久后，我发现我的腿开始不听使唤，地下室也变得湿漉漉的，因为我们把所有的苹果酒都洒在地面上了。”这个画面仿佛预示着一个禁酒主义者的诞生！

“我不清楚这个事件是不是我厌恶苹果酒和其他任何含酒精饮料的原因。”这个小插曲再次成为她解读生活态度的关键。如果我们从常理出发，可能无法理解这个事件是否足以启发她得出这样的结论。然而，这个小女孩在潜意识中把这个事件当成了她对所有酒精饮料反感的理由。由此可见，她是一个能从错误中汲取教训的人。她或许是个非常独立的人，一旦犯了错误，就会努力去改正。这一点成为她一生的主导力量。正如她所说：“我会犯错误，但是当我发现它们是错误的时候，我会设法去改正它们。"如果真是如此，她拥有的将是一种非常令人期待的人格类型：积极、有勇气去挑战，致力改进自己的处境，总是在寻找最佳的生活方式。

在所有这些例子中，我们只是在进行一种推测的艺术。在确认结论是正确的之前，我们需要观察人格的许多其他表现。现在，让我们再从实际案例中找出一些例子来探索人格在其所有表现中是否具有一贯性。

3

一位 35 岁的男士满怀焦虑地找到我。他的焦虑只在离开家后显现出来，但他为了生计而不得不去找工作。只要一踏进办公室，他便会整天痛苦地呻吟，唯有在夜晚回到家中与母亲相伴的时候，他的痛苦才会暂时得以缓解。在询问他的最初记忆时，他是这样回答的："我记得在我四岁的时候，我坐在家中靠窗的位置，对窗外街道上忙碌的人们充满了好奇。"他乐于观察别人工作，而他自己则满足于坐在窗边默默观察。如果要改变他的状况，我们必须首先打破他认为自己无法参与他人工作这个观念。到目前为止，他一直坚信生活的唯一方式就是依赖他人，我们需要矫正他的这种思维模式。然而，这个目标并不能通过责备、药物或腺体治疗来实现。幸运的是，他的初次记忆给我们提供了线索，使我们有了一线希望能帮他找到感兴趣的工作。我们发现他有近视，这个视觉障碍使他的关注点停留在那些他能看清的事物上。当他面临职业困扰时，他希望做的是继续观察，而不是工作，然而，这两者并不冲突。痊愈后，他开了一家艺术画廊，他终于可以在工作中继续他的兴趣了。通过这种方式，他也能在自己的能力范围内为社会做贡献了。

一位32岁的绅士来寻求我的帮助，他被癔症性失语症困扰，只能以耳语的音量进行交流，这个症状已经持续了两年之久。故事始于他在某天倒霉地踩到香蕉皮，不慎撞到了一辆出租车的窗户上。这场意外导致他连续两天严重呕吐，之后便是剧烈的偏头疼。无可否认，这场事件对他的大脑造成了一定的冲击，奇怪的是，他的喉咙并没有受到任何物理性伤害，这无法解释他为何不能开口说话。然后，事实是在接下来的八个星期内，他完全丧失了说话的能力。

他的事故现在已经上升为一个待解的法庭案件。他将全部责任归咎于出租车司机，并对出租车公司提起诉讼以索取赔偿。对此，我们表示理解，如果他确实因此而丧失了某种能力，那么在诉讼中的处境可能会更有利。我们不怀疑他在刻意隐瞒，但他也确实没有什么动机去大声说话。也许在事故的冲击之后，他只是觉得说话非常困难，而没有发现改变的必要。

　　这位患者曾寻求过喉咙专家的帮助，但专家并未发现病症所在。然而，当我们询问他的最早记忆时，他向我们描绘了这样一幅画面："我躺在摇篮里，看着摇篮的钩子慢慢脱落，摇篮猛地跌落，我也随之落地，痛苦万分。"对于任何人来说，跌倒都是令人不悦的经历，然而从这位男士的描述来看，他对于跌倒的恐惧格外深刻。他的生活几乎都在关注这种威胁，这成为他主要的兴趣点。"当我跌落时，门突然打开，我母亲满脸惊恐地走了进来。"他借跌落获取了母亲的关注，然而这个记忆也暗含着对母亲的责备——"她没有好好地照看我"。这与他对出租车司机和出租车公司的指责形成了呼应，他们同样没能妥善地保护他。这便是被宠溺的孩子的生活模式：他总是试图把责任推给他人。

　　他的下一段记忆继续印证了这个主题："我5岁时，从20米高的地方摔下，头上还压着一块沉重的板子。在至少5分钟的时间里，我无法开口说话。"这个人似乎拥有丰富的失语经历，他应该是在潜意识中接受了将跌倒作为不说话的借口。我们无法理解为何这会成为借口，然而他认为这是理所当然的。他习惯于这种方式，现在，只要他一跌倒，就自然而然地无法说话。他需要明白的是，这是一种误解，即跌倒和失语之间并没有必然的联系，尤其是在意外发生后的两年里，他只要不必小声说话，就可以被治愈。然而，在他的记忆中，他向我们展示了为什么他难以理解这一点。"我的母亲出来了,"他继续说,"她看上去非常激动。"在他经历的两次事故中,他的跌倒都震惊了他的母亲,成功吸引了她的注意。他享受这种被宠爱、成为焦点的感觉。这时我们了解到,他是在期待别人为他的不幸而做出补偿。任何其他被宠爱的孩子遭遇同样的事故,都可能会做出相同的反应,只不过他们不会选择失语作为手段罢了。这成了我们的患者所特有的标签,是他根据经验构建起来的生活方式的一部分。

我还接待过一位 26 岁的年轻人,他在职业生涯中无所适从,心怀困扰。8 年前,他的父亲引领他进入经纪行业,但他对这个工作丝毫没有热情,最终在不久前选择了离职。他试图寻找其他工作,然而丝毫没有进展。他在夜晚陷入了失眠的苦闷,自杀的念头也频频侵袭。辞职后,他曾离家出走,在另一个城市找到一份新的工作。然而,母亲病倒的消息很快传到他那里,他不得已而再次离职,回归家庭。

通过这段历史,我们不难猜测出他是一个既被母亲宠爱,又被父亲的权威所笼罩的孩子。我们甚至可以推测,他的生活实际上是对父亲严格管控的一种反抗。当询问他在家庭中的地位时,他自称是最小的孩子,也是唯一的男孩。他有两个姐姐,大姐时常想要操纵他,二姐也差不多。他的父亲则一直嘲讽他,他觉得自己被整个家庭所操控,只有母亲是他唯一的朋友。他 14 岁才开始上学,然后就被父亲送进一所农业学校,希望他将来能在父亲计划购买的农场工作。他在学校里的表现相当出色,但他并不想成为一个农民。在他的坚持下，父亲才把他送进了经纪行业。惊人的是，他在经纪行业里坚守了整整 8 年。理由很简单，他希望能够为母亲做更多事情。

童年的他是一个邋遢而胆怯的孩子，他对黑暗和孤独充满恐惧。每当我们听说一个邋遢的孩子，总会在他背后找到那个主动为他整理的人。同样，每当我们听说一个怕黑、恐惧孤独的孩子，我们总会发现那个能够吸引他注意、给予他安慰的人。对于这位年轻人而言，那个人就是他的母亲。他发现交朋友并不容易，然而他在陌生人中展现出足够高超的社交技巧。他从未感受过爱情的甜蜜，因为他对爱情不感兴趣，也从未想过要走入婚姻的殿堂。他认为父母的婚姻并不幸福，这也许正是他将自己排除到结婚行列之外的原因。

他的父亲仍在对他施加压力，希望他继续从事经纪业务。尽管他自己更愿意投身广告行业，但他又怕失去家人的经济支持。我们可以看到，他的每一步行动似乎都在与父亲对抗。因为他在经纪公司工作时，他完全有能力用自己的钱学习广告，但他并没有那么做，只是最近才有了这个想法，这显然是他向父亲的权威发起的新的挑战。

他的第一个记忆以极其鲜明的方式揭示了一个被溺爱的孩子对严厉父亲的反抗。他记得自己在父亲的餐厅里工作，乐此不疲地清洗盘子并将其从一张桌子上摆放到另一张桌子上。但这种行为惹恼了父亲，于是他当着顾客的面挨了父亲的一个耳光。这段早期经历印证了他与父亲之间的敌对情绪，以后他的人生几乎都是在与父亲的冲突中度过的。他至今仍没有真正的工作意愿，只要能让父亲受到伤害，他就会心满意足。

他想要自杀的念头也不难理解。每一次自杀的念头都是一种指责，在思考自杀时，他仿佛在对外宣称："我的父亲应该为此负责。"他对职业生涯的不满也是对父亲的一种反击。父亲提出的任何计划，他都会扬言反抗；然而，作为一个被溺爱的孩子，他又无法在职业生涯中真正自主。他并不期待工作，只想嬉戏玩耍，因为他仍保持着对母亲的依赖。

但如何解释他的失眠症呢？如果他一夜未眠，那么第二天他将无法应对工作。父亲期待他工作，但他因为失眠而倍感疲倦，无力工作。当然，他可以拒绝工作，但他又十分担心母亲的状况以及家庭的经济环境。如果他一味拒绝工作，家人会认为他无可救药，断然不会再给他任何经济支持。他必须有个合理的借口，失眠就是最好的借口。

起初他声称自己从未做过梦，但后来他又回忆起一个经常重复的梦。他梦见有人将一个球朝墙壁扔去，球总会反弹回来。这看起来是一个无关紧要的梦。那么，我们能通过梦境找到他与生活方式之间的关联吗？"然后发生了什么？当球反弹的时候，你有什么感觉？"他告诉我们："每次球反弹，我就醒来。"他揭示出失眠的全部根源，他把梦当作唤醒自己的闹钟。他想象每个人都在推动他、驱使他、逼迫他做不愿意做的事情。在梦境中，有人向墙壁投掷球，当球反弹回来时，他就醒过来。结果，他第二天自然陷入疲倦，一旦疲倦，他就可以不工作。父亲极度期待他能工作，而他通过这种迂回的方式成功地击败了他的父亲。如果我们只关注他与父亲的对抗，那么他的这种做法无疑很聪明。然而问题是，他的生活方式对自己和他人都带来了困扰，我们必须帮助他。

当我对他的梦境进行解析后，他就不再重复那个梦了，不过他表示仍会在夜里醒来。他已经没有了继续梦境的勇气，因为他意识到，梦境是可以被揭穿的，但他仍然有办法让自己在第二天疲倦。那么，我们又能做什么来帮助他呢？唯一的途径便是让他与父亲达成和解。只要他所有的兴趣都集中在激怒和挫败父亲上，这种情况便无法改善。我开始按照寻常的方法开导他，首先承认患者的立场是合理的。我对他说："你父亲的做法的确不对。他试图用权威来约束你，这不是明智之举，也许他才是需要治疗的病人。但你能做什么呢？你不能期望去改变他。假设天要下雨，我们能做什么呢？可以打把伞，或者坐上出租车，显然抵抗雨水或企图战胜雨水是行不通的。你现在就是在浪费时间去与雨水做斗争。你以为这样做是在挑战他的权威，但你的胜利首先伤害的是你自己。"我向他揭示了他所有表现之间的一致性——他对职业的迷茫、他的自杀念头、他离家出走、他的失眠——

都是在以惩罚自己的方式报复他的父亲。

我还给了他一些建议："今晚当你去睡觉的时候，想象你会随时唤醒自己，这样明天依然会身体疲倦，不能工作。然后再想象一下你父亲因为这件事而怒发冲冠的场景。"我希望他能直面现实，他所关心的点在于激怒和伤害他的父亲。只有终止这场斗争，治疗才能奏效。他是一个被宠溺的孩子，这一点我们都看得出来，现在他自己也能意识到这一点了。

这种情况与所谓的"俄狄浦斯情结"（恋母情结）极其相似。这位年轻人忙于伤害他的父亲，同时又极其依恋母亲。然而，这件事与性别无关。他的母亲宠溺他，而父亲则缺乏同情心。他所受到的教育导向是错误的，导致他对自己的定位也是错误的。遗传在他的困扰中并未起到任何作用，也就是说他的苦恼并非从杀害并吞食部落首领的原始人那里传承下来的劣根性，而是通过自己的经验塑造了这一境况。每个孩子身上都可以重复上演这种情况，只需要给孩子一位溺爱他的母亲，以及一位严苛的父亲。当孩子开始反抗父亲，并在解决问题时表现出缺乏独立性，我们就能理解这种生活方式的形成有多么不容易。

第五章 梦境

1

　　梦境，这个伴随着每个人但是理解它的人却寥寥无几的奇妙现象，从某种程度上说，确实十分玄妙。梦是人类思维中普遍存在的一种活动，对人们而言，梦总是充满了神秘感，因为其深层含义总让人们困惑不解。大多数人都深深地感觉到梦是离奇又充满重大意义的，因而对梦十分感兴趣。从人类早期社会的相关史料就可以发现，人们对梦境充满了浓厚兴趣。尽管如此，人们对自己在做梦时究竟在做什么、为何会做梦这两个问题仍然是一头雾水。据我所知，唯有弗洛伊德的精神分析学派和个体心理学派尝试过全面且科学的梦境解析。然而在这两者中，可能只有个体心理学才有资格声称他们的解释是符合常理的。

　　尽管对梦的解析并非纯粹的科学，却值得我们深思，至少能揭示出人们怎样看待自己的梦，对做梦又有着怎样的态度。梦是心灵创造活动的一部分，如果我们能发现人们希望通过做梦得到什么，就可以更准确地揭示梦的目的。我们在探索之前，发现了一个显著存在的事实，梦似乎总被认为是预示未来的。古代的解梦书会对各种梦境做出预示未来的解读。从原始时代起，人们就会在他们的梦中寻找预兆和预言。希腊人和埃及人希望在神庙中获得一场神圣的梦，以影响他们的未来生活。这样的梦被看作具有治愈效果，可以消除身体或心理上的困扰。即使到今天，仍有一些人坚信，自己的梦境能预言未来。他们相信，自己在梦境中拥有预知未来的能力，而这种能力以某种方式可以延伸到未来，并预见将要发生的事情。

对于科学的冷静观察者来说，将梦境视为未来的预示似乎十分荒谬。自我初次尝试探讨梦境的问题以来，我便明确地认识到，沉浸在梦境之中的人，其预知未来的能力反而不如清醒的且自我意识清晰的人更强。我个人倾向于认为，梦境并不比日常思维更富有智慧或预见性，反倒更混乱，更令人迷惑。然而，我们必须面对这样一个人类普遍的传统观念，那就是梦境与未来有某种神秘的联系。这个观点在某种意义上或许并不完全是错误的。如果我们能以客观的角度来审视这个问题，也许它会为我们提供一把打开梦境之门的钥匙。我们已经观察到，人们通常把梦视为一种解决问题的途径，因此得出这样的结论，即个体做梦的目的是寻找未来的指引，寻找某个问题的解决方案。这与我们承认梦有预见性的观点相去甚远。我们还需要探讨他寻求什么样的解决方案，以及他希望从何处找到这些解决方案。然而，有一点可以确定，任何梦境提供的解决方案都不会比我们清醒状态下思考得出的解决方案更好。如果说个体是在期望通过做梦来寻找某种问题的解决方案，那么这个说法并不过分。

2

在弗洛伊德的理论中，我们发现他确实为梦境的解析付出了努力，他主张梦境具有科学可理解的意义。然而，在某些方面，弗洛伊德的解释将梦境与科学的领域隔离开来。例如，他假设白天思维和夜间思维之间有一条鸿沟，并将意识与潜意识对立起来，为梦境赋予了与日常思维相对立的特殊法则。每当我们遇到这样的对立时，就会意识到梦境是一种不合乎科学的态度。在原始人类和古代哲学家的思维中，我们总是碰到这种强烈的对立，他们把这种对立看作是互相矛盾的。在神经症患者中，对立的态度表现得更为清晰。人们常常认为左与右、男与女、热与冷、轻与重、强与弱是对立的，然而从科学的角度看，它们并不是矛盾的，而是有差异的。它们是根据各自接近某一理想标准而进行排序的尺度。同样，好与坏、正常与不正常并非矛盾的，只是同一事物的差别。

在弗洛伊德的原始理论中，一个令人费解的问题是他将梦境与性紧密联系在一起。这也同样使得梦境与人类日常的努力和活动隔离开来。如果这一观点是正确的，那么梦境将仅仅作为人格的一部分而非整体进行表达，承载着特定的含义。弗洛伊德主义者自己也发现，用性来解读梦境显然是不足的，因此弗洛伊德提出，我们也应该在梦中发现一种潜意识的某种意愿的表达，那么或许能从中找寻出它的真正意义。正如我们所关注的，梦境是寻找问题解决方案的一种简单尝试，并显露了个体勇气的丧失。然而，弗洛伊德的术语充满了隐喻，让我们很难发现个体的自我人格是如何在梦境中完整反映的。况且，梦境的生活似乎与日常生活被严格划分开来，成为两种完全不同的存在。不过，我们依然在弗洛伊德的理论中得到了许多有趣且有价值的启示。例如，一个特别有用的启示就是梦境本身并不重要，真正重要的是潜藏在梦境之下的思想。在个体心理学中，我们也得出了类似的结论。然而，在精神分析中所缺失的就是心理学的第一要义——承认人格的连贯性和个体在所有表达方式中的一致性。

这种缺失在弗洛伊德对于梦境解读的核心问题上表现得尤为明显："梦境的目的何在？我们为何会做梦？"精神分析大师的回应是："为了实现个体的未曾满足的欲望。"然而，这种观点并不能解答所有的问题。如果梦是含糊不清的，且被个体忘记或无法理解，那么满足感又从何而来？人人都有梦，然而几乎没有人能真正理解梦，我们又如何能从梦中获取快乐呢？如果梦境的生活与日常的生活彼此分离，梦带来的满足仅发生在梦中，我们或许可以理解梦对梦者的意义，但这样我们就失去了人格的连贯性。那么，对于清醒的人来说，梦就没有任何意义了。

从科学的角度来看，做梦的人与清醒的人实则是同一个人，梦的目的必须适应这一连贯性。确实，对于某一类型的人，我们可以将梦中的愿望的满足与整个人格联系在一起。这类人就像被宠溺的孩子，总是在问："我如何能得到满足？生活为我提供了什么？"这样的人可能会在梦中找到满足感，就像他在所有其他表达方式中所做的那样。事实上，如果我们仔细观察，会发现弗洛伊德的理论就像一个被宠溺的孩子的内心世界，他认为自己永远不应被否定，而其他人的存在对他来说是不公平的，因此他总是在问："我为什么要爱我的邻居？我的邻居爱我吗？"精神分析就是以备受宠溺的孩子为前提，推演出详尽的细节。然而，追求满足仅仅是追求优越感的无数可能性之一，我们不能将其视为所有人格表达的核心驱动力。如果我们要真正探究梦的目的，就必须先去解答忘记梦或者不能理解梦的原因是什么。

约二十五年前，我开始探索梦的含义，这是我遇到的最困难的问题。我意识到，梦并不与我们清醒时的生活相矛盾，而必然与生活中的其他活动和表达方式保持一致。如果我们在白天致力于追求优越感，那么我们在梦境中也必然面对同样的挑战。每个人都需要梦，仿佛他在梦中有任务要完成，仿佛他必须在梦境中寻求优越感。梦是生活方式的结果，也必然有助于构建和强化这种生活方式。

在确定梦的目的时，一个问题立即引发了我的深思：我们通常都会做梦，但又会在第二天早晨而忘得一干二净，好像一无所获。然而，真的一无所获吗？实际上，有些东西仍然存在，比如被梦境唤醒的感觉。任何画面都无法长期留存，对梦的理解也不能被完整保留，只有感觉能持久存在。那么，梦的目的必然隐藏在它唤起的感觉中。梦仅仅是一种手段、一个工具，是用来激发感觉的工具或手段。梦的目标就是它留下的感觉。

一个人的感觉必然与他的生活方式相匹配。梦和日常思考之间并没有绝对的界限，两者并没有被严格地分离开。简单来说，梦中的思考与现实的联系较为微弱，但并没有与现实完全断开。我们在睡眠中仍然保持着与现实的联系。如果日常我们被某个问题所困扰，那么睡眠也会因此而受到干扰。我们在睡眠中能够调整身体以防止从床上滚下来，这说明我们依然与现实保持着联系。一个母亲可以在街头的喧闹声中安然入睡，却会因为孩子轻微的动作醒来。这证明，即使在睡眠中，我们也与外界保持着联系。然而，人在睡眠中的感官知觉虽然并未消失，但已经大大削弱，这就使得我们在睡眠中与现实的联系也相应减少了。当我们做梦时，我们是孤独的，因为并不需要关照社会的需求。因此，在梦境中，我们不需要如此真实地面对周围的情况。

　　我们只有在消除了紧张感、确定了问题的解决方案时，才能得到真正安稳的睡眠。梦就是对安稳睡眠的一种干扰。就此可以推断，只有在不确定某种问题的解决方案，且这种现实即使在我们睡着后依然施加压力时，我们才会做梦。这便是梦的职责：它负责应对我们面临的问题并提出解决方案。

　　现在，我们可以开始研究我们的思维在睡眠中是如何处理问题了。由于我们并没有面对完整的情境，问题似乎变得更易处理，所提出的解决方案也会要求我们做出尽可能少的适应。梦的目的是支持我们的生活方式，并激发出与之相符的感觉。然而，为什么生活方式需要支持呢？有什么能够对其构成威胁呢？其实，只有现实和常识才能对其构成威胁。因此，梦的目的就是支持生活方式，抵御常识的挑战。这为我们提供了一个有趣的见解：如果一个人面临着一个他不情愿按照常识去解决的问题，那么他就可以通过梦所唤醒的感觉来支持这一态度。

　　乍一看，这似乎与我们清醒时的生活存在矛盾，但实际上并没有。当我们清醒时，也可能会以完全相同的方式引发情感。如果一个人遇到了困难，他并不想通过常识来应对，而是想坚持他旧有的生活方式，那么他就会尽全力为自己的生活方式辩护，让它看起来完美无缺。例如，他的目的是一夜暴富，而不是通过努力工作或为他人做贡献而积攒财富。赌博就给他提供了这种可能性。他知道有很多人因赌博而失去了他们的财富，遭受了不幸，但他又强烈希望能轻易地致富。他会如何行动呢？他会幻想暴富后的情境。他想象自己用投机赚取的大量金钱购买豪华汽车，过上奢华的生活，被他的同伴们所艳羡。通过这些画面，他激发了自己的感觉，推动自己实施行为。结果就是，他抛弃了常识，投身于赌博。

同样的事情也发生在更常见的情况中。假如我们正在工作，有人向我们推荐一部他非常喜欢的电视剧，我们一定会忍不住停下工作去看剧。如果一个人陷入爱河，他会设想两人的未来，如果他处于悲观的情境，他可能会对未来产生悲观的想法，但无论怎样，他都会激发自己的情感。我们总是可以通过激发他的情感来判断他是何种人。

然而，梦醒之后，除了感觉什么都已经遗忘，那么梦还会对常识起到影响吗？梦会对常识起到什么影响呢？梦可以被看作常识的对手。我们可能会发现，那些不愿被自身情绪掌控而更倾向于科学的处理方式的人往往较少做梦，甚至完全不做梦。而那些对常识所知甚少的人，他们通常不希望通过正常或有用的方式来解决问题。常识是与人合作的一部分，那些合作能力训练不足的人往往排斥常识。这类人会经常做梦，期望自己的生活方式能够在梦中胜出并得到证实，以此逃避现实的挑战。因此，我们必须得出结论：梦试图在个体的生活方式和当前面临的问题之间搭建一座桥梁，而不对生活方式提出任何新的要求。生活方式是梦的主宰，它会唤醒个体所需的情绪。在梦中，我们找不到任何在个体其他所有特质或症状中找不到的东西。无论我们是否做梦，都会用同样的方式处理问题，但梦提供了对生活方式的一种支持和维护。

如果这是真实的，那么我们在理解梦的过程中就迈出了重要的一步。在梦中，我们会自我欺骗。每一个梦都是一种自我陶醉、自我催眠，它的全部目的就是激发我们对要面对的问题的情感。在梦中，我们往往能看到与在日常生活中所观察到的完全一样的人格，也会看到心灵正在准备白天将要使用的各种情绪或感觉。如果这种理解是正确的，那么我们就能够在梦的构建乃至梦的使用策略中看到自我欺骗的影子。

我们能发现什么呢？首先，我们能发现一种特定的选择——对于图片、事件和发生情况的选择。我们之前已经提到过这种选择。当一个人回顾过去时，他会从记忆中选出一些画面和事件。他的这种选择往往存在偏向性，一般只选择那些支持他个人优越目标的事件。正是他的目标决定了记忆。同样，在构建梦境时，我们只会选择那些符合我们生活方式的事件来表达我们在面对当前问题时的需求。选择的意义只能是生活方式与我们所处困境的关系。在梦中，我们坚决要求按照自己的生活方式来处理。实际处理问题需要常识，但我们的生活方式拒绝妥协。

3

那么，梦还依赖于哪些手段呢？自古以来，人们就已经观察到，梦主要是由隐喻和象征构成的，这一观点在我们的时代被弗洛伊德着重强调过了。如一位心理学家所说："我们在梦中成为诗人。"为什么梦不选择简洁直接的语言，而偏好诗意和隐喻的表达呢？这是因为，如果我们直言不讳，不借助隐喻或象征，就无法避开常识的束缚。隐喻和象征可以被滥用，它们能融合多重含义，能同时表达两个观点，其中一个可能完全是虚构的。我们可以从中提取出非逻辑的结论来唤醒情感。在日常生活中，我们也发现了这一点。我们会对别人说："别像个孩子一样！"或者问："为什么哭？像个女人一样！"当我们使用隐喻时，总会有些不太相关的、只为起情绪效果的东西混入其中。或许一个高大的男人在与一个矮小的男人生气时会说："他就是个虫子，应该被踩扁。"通过这种隐喻，他轻而易举地表达了自己的愤怒。

　　隐喻是语言的神奇工具，但我们可以通过它来欺骗自己。当荷马描述希腊军队如同狮子般涌向田野时，他会给我们呈现出一个壮丽的画面。他是真的想要精确地描绘那些可怜、肮脏的士兵是如何在田野中挣扎的吗？不，他希望我们将他们想象为狮子。我们当然知道他们并不是狮子，但如果诗人详尽地描述士兵们是如何喘着粗气，挥汗如雨，如何鼓足勇气，又如何避开危险的，他们的铠甲有多旧，以及其他一千个细节，那么我们就不会有那么大的情感反应了。使用隐喻可以增加美感，刺激想象力和幻想。然而，我们必须强调，对于那些生活方式有误的人来说，使用隐喻和象征是充满风险的。

　　面对一场考试的学生，他的问题其实非常简单、明确，他需要做的就是鼓起勇气，以理智来全力以赴。然而，如果这个学生习惯逃避，他可能会梦到自己正在奋勇战斗。他用这种夸张的隐喻来描绘这个简单的问题，这样他就有借口去感受恐惧。或者他会梦到自己站在悬崖边，如果不向后退就要面临坠落。为了逃避考试，他需要找到一种情绪来自我欺骗，这样才能将一场考试与坠入深渊等同起来。

　　在这个案例中，我们发现另外一种在梦中频繁使用的策略，那就是接受一个问题，但简化它、缩小它，只留下一部分，而其余的部分则通过隐喻来表达，然后将其视作原始问题来处理。例如，另外一个学生，面对未来他有十足的勇气，也更有期许，他一心想要完成任务，通过考试。然而，他仍然渴望得到支持，寻求新的安慰，这就是他的生活方式。在考试前夜，他梦到自己站在山顶上。可见他在梦境中大大简化了自己所处的情境，他在生活中所有的环境只保留下最微小的一部分。虽然这个问题对他来说很重要，但是他将细枝末节排除掉，仅专注于成功的可能性上，从而激发了自己的情感。第二天早上，他感到心情愉快、精神焕发，比之前更加充满勇气，因为他成功地把必须面对的问题最小化了。看起来，他从梦境中得到了安慰，但实际上他仍旧在自欺欺人。他并没有全面地、理智地面对问题，只是较之前更为自信了。

激发情绪其实不是什么困难之事。好比一个想要跳过溪流的人往往会在跳跃前数"一、二、三"。真的需要数三下吗？跳跃与数三下之间有什么必要联系吗？实际上并没有。他数"一、二、三"是为了激发他的情感，好集中身体所有的力量。人类在心灵中已预设了各种手段来构建、固定和强化生活方式，其中最重要的一个就是激发情感的能力。我们夜以继日地进行着这项工作，但夜晚更为显著。

以我自己的一个梦境为例，来揭示我们是如何进行自我欺骗的。战争期间，我在一个收容神经症士兵的医院任院长一职。面对这些无法上战场的士兵，我会尽最大努力给他们安排轻松的任务，以缓解他们心头的压力，这种方法往往很奏效。有一天，一位士兵来找我，他是我见过的身材最为健硕、身体最为强健的人之一，但他看上去心事重重。在对他进行检查时，我思考着如何能够帮助他。我当然希望所有来向我寻求帮助的士兵都能安然回家，但是我对士兵们做出的所有诊断都需要接受高级军官的审查，因此我必须克制自己的善念和善行。要对这个强健的士兵做出诊断并不容易，但我必须做决定，于是我说："你患有神经症，但基于你的体格强健，我会安排你做一些更轻松的工作，这样你就不必去前线了。"

这个士兵却面露苦涩，他回答道："我是个穷学生，靠教书才能供养我年迈的父母。如果我无法教书，他们将无法生存。没有我的赡养，他们就要活活饿死。"当时我就在想，我应该给他找个更轻松的工作——送他到机关从事办公室工作。但我又害怕这样的建议会惹恼上级军官，再适得其反将他送往前线。最后，我决定尽我所能来填写诊断书，认定他只适合做防卫性工作。那天晚上我就做了一个噩梦，梦见我是个凶手，一边在黑暗狭窄的街道上四处逃窜，一边回忆我到底杀了谁。我不知道自己是谁，但我有强烈的感觉："我杀了人，我的生活已经完结，所有的一切都结束了。"在梦中，我出了一身冷汗，瑟瑟发抖。

当我从梦中醒来，我的第一个念头是："我究竟杀了谁？"然后我意识到："如果我不能为这个年轻士兵提供一个轻松的机关工作，他可能会被派到前线，然后在那里丧生。那么，我就是他生命的夺取者。"你看，这就是我激发自己的情感，以此欺骗自己的过程。实际上，我并未谋杀任何人，即便那个悲剧真的发生了，也轮不到我承担责任，但我的生活方式并不允许我冒这样的风险。我是一名医生，我的职责是保护生命，而非危害生命。于是，我再三考虑，如果我给他一个轻松的工作，上级可能会将他送到前线，形势可能会更糟。此时我意识到，如果我真的想帮助他，唯一的办法就是忠实于常理而不去考虑我的生活方式。因此，我最后做出诊断，证明他只适合做防卫工作。

后来的事实证明遵循常理总是更好的选择。我的上级看到我的建议后划掉了它，我以为他要将这个士兵送去前线，正后悔莫及时，上级重新写道："分配给他六个月的办公室服务。"后来我才知道，那位军官接受了年轻人的贿赂，本就有意调他到轻松的岗位。年轻人也从未教过书，他向我撒了谎，为的是欺骗我，好让我给他一个轻松的任务，然后好让被贿赂的军官顺手签署我的推荐。从那天起，我认识到，最好还是放弃梦境，回归现实。

实际上，梦是一种迷惑我们、让我们陷入自我陶醉的骗局，这就解释了为什么我们往往难以理解梦境。如果了解了自己的梦，那么梦就无法再对我们产生欺骗，也就无法在我们内心激起任何强烈的情感。我们将拒绝听从梦的指引，而更倾向于理性地处理事情。梦一旦被揭示了真相，它们就会失去存在的意义。

梦是现实困境与生活方式之间架起的一座桥梁。然而，生活方式应该直接与现实接触，不需要借助梦的启示。梦虽然变化多端，但每种梦都能揭示出，在个人特定情境下，其生活方式都有需要得到启示的地方。因此，梦的解读是需要针对个体情境的，我们不能仅依靠公式来解读其象征和隐喻。梦是生活的产物，源于个体对自身独特环境的理解。我接下来要描述的是一些更典型的梦境，不是为了提出解析梦的秘诀，而是为了帮助人们理解梦和梦所代表的意义。

许多人都梦到过在天空中翱翔。这种有关飞翔的梦和其他种类的梦一样，重点在于它们所引发的情感。它们会留下一种充满活力和勇气的情感，就像一条将人从底部引领至顶端的引导线，代表着能轻而易举地克服困难和追求卓越目标。这使我们推断出做梦之人是一个勇敢的、前瞻性强且充满抱负的人，即使在睡梦中，仍胸怀抱负。这种梦也包含了一种疑问，即"我应该继续前行吗？"而它的答案是："前程一片坦途。"

几乎所有人都有过掉落的梦，这种梦境非常典型。它表明人类的心灵通常被过度自我保护，常常担心失败、恐惧失败，而不是要全力以赴克服困难。这是可以理解的，因为我们的教育传统向来是警告孩子们，让他们保持警惕。孩子们总是被告诫："不要爬椅子！不要摸剪刀！远离火源！"总是被这类虚构的危险所包围。当然，危险也确实是存在的，但让人过度恐惧危险是无法让他面对这些危险的。

人们经常梦见自己瘫痪，或者错过了火车，通常的含义是："我希望这个问题能自然过去，不需要我插手。我可以走弯路，甚至迟到，以免直面问题。只要让火车驶过，我就是安全的。"许多人都曾梦见过考试。有时会惊奇于自己已经到了这个年龄居然还梦到参加考试，或是梦到再考一次早已通过的科目。对于一些人来说，这可能意味着："你尚没有做好应对眼前问题的准备。"对于其他人来说，这可能意味着："你已经通过了这个考试，那么你现在面临的问题也同样会被你克服。"一个人的象征永远不可能与另一个人的完全相同。我们在梦中需要关注的是情感的残留，以及它与整个生活方式的一致性。

一位 32 岁的神经衰弱患者来找我寻求治疗。作为家中的第二个孩子，她同大多数次子次女一样，充满了雄心壮志。她始终渴望脱颖而出，以无懈可击的方式解决一切问题。但她因为神经衰弱而向我求助。她曾与一个年长且已婚的男子发生过一段恋情，而这位男子的事业遭遇失败。她曾期望能够与他共度余生，但他无法与现任妻子离婚。她讲述了自己的梦境，她梦到自己去乡下时，将公寓租给了一名男子。这名男子在搬入后不久就结婚了，但他没有赚到足够养家的钱。他既不诚实又不勤奋，最终因无法支付公寓的租金而被她赶出了公寓。乍一看，这个梦似乎与她目前的问题有一些关联，即她正考虑是否应该与那位生意失败的情人继续下去。她的情人贫穷，无法供养她，更让人担忧的是，当他们一起出去吃饭时，他连付账的钱都没有。梦境激发了她反对结婚的情感。作为一个有抱负的女性，她不愿意和一个穷人产生关联。她用隐喻向自己提问："如果他租下了我的公寓，但付不起租金，我应该怎么做？"答案是："让他离开。"然而，现实是这位已婚男子并不是她的房客，不能拿房客与他相提并论。无法养家的丈夫与无法支付房租的房客并不一致。然而，为了解决她的问题，为了更有信心地坚持她的生活方式，她灌输给自己这样一种情感："我不能与他结婚。"这让她避开了借助常识去处理全部的问题，她选择了问题的一部分进行处理。她淡化了恋爱和婚姻的问题，好像恋爱和婚姻也可以被这样隐喻描述："一个男人租下了我的公寓。如果他付不起，就让他离开。"

　　个体心理疗法的技术始终聚焦于增强个人面对生活挑战的勇气，因此，我们可以轻易理解，随着治疗的进行，梦境会向着更积极的方向发生变化，进而反映出治疗者更自信的心态。一位抑郁症患者在治愈之际的最后一个梦是这样的："我独自坐在长椅上，突然暴风雪来袭。幸运的是，我急忙跑进丈夫的屋里而避开了大雪。然后我开始帮他整理报纸广告栏中的招聘信息。"其实，患者自己也能完全解释这个梦，它已经清晰地表达出了她与丈夫和解的情感。起初她很厌恶丈夫，厌恶他的软弱和不知上进，并为此抱怨连连。梦境传达的意义是："与其独自面对危险，不如留在丈夫身边。"尽管我们也认同患者对她所处环境的分析，但她这种勉强迁就的和解态度，仍然类似于亲戚们习惯给出的那种建议。她过度强调了独自面对危险的风险，因为她还没有足够的勇气去独自承受与人合作。

一个十岁的男孩被带到诊所。学校老师抱怨他对其他同学吝啬而恶劣。他在学校偷东西，然后把赃物偷偷放在其他男孩的书桌里，让他们受到惩罚。当一个孩子认为必须把别人拉到不如自己的水准时，才可能出现这样的行为。他想要羞辱他们，让他们变得卑鄙而恶毒。如果这真的是他的想法，我们可以就此推测他一定是在家庭环境中得到了训练，家里一定有个他想要陷害的人。在他十岁时，他曾向街头一个怀孕的妇女投掷石头，因此惹上了麻烦。十岁的年纪，应该已经对怀孕有所了解。我们可以推测他非常讨厌怀孕，或许要有一个他不喜欢的弟弟或妹妹即将出生。在老师的报告中，他被形容为"邻里的惹祸精"。他常常骚扰同伴，给他们取绰号，传播他们的丑闻，还会一边追赶女孩一边打她们，现在我们已经确信，他的家庭中有一个与他形成竞争关系的妹妹。

后来，据我们了解，这个男孩是家里两个孩子的老大，他有一个小他四岁的妹妹。他的母亲声称他深爱妹妹，总是对她关怀备至。然而，这种话很难令人信服，一个有如此恶劣表现的男孩不可能真心爱他的妹妹。稍后，我们将论证我的怀疑是否正确。这位母亲还坚称，她与丈夫的婚姻堪称理想状态。这对这个孩子来说可不是件好事，因为他的父母显然并不打算对他的任何错误行为负责，而是要将这些过错归咎于他自己的恶劣本性，或者归咎于命运，甚至归咎于某个遥远的祖先！我们经常听到这种理想的婚姻，如此杰出的父母，却育有如此恶劣的孩子！教师、心理学家、律师和法官都见证了这些不幸的情况。确实，一个"理想的婚姻"可能在孩子看来十分碍眼：假如他看到母亲将所有的注意力放在父亲身上，他可能会非常愤怒。他想占据母亲全部的注意力，然后对任何其他人的亲昵却感到不满。那么，要是理想的婚姻对孩子并不有利，那么不幸的婚姻岂不是会更糟糕吗？我们必须从一开始就让孩子学会合作，让他真正地融入婚姻关系中，避免孩子只依赖父母中的某一方。这个男孩应该是一个被宠溺的孩子，他只是想引起母亲的注意。此外，他正在训练自己，每当感到从母亲那里所得到的关怀不够时，他就制造麻烦。

我们立即发现支持这个观点的证据了。母亲从不独自处罚孩子，她会等待孩子的父亲回家来实施惩罚。她可能觉得自己无力处理这些问题，或者认为只有男性才能真正地命令和控制孩子，只有男性的惩罚才有足够的震慑力。或许，她希望孩子能依赖她，因此害怕失去他。无论哪种情况，她都在引导这个男孩远离对父亲的关注和合作，而这肯定会引发冲突。我们了解到，父亲非常重视他的妻子和家庭，但男孩的存在让他讨厌上了回家。他曾非常严厉地惩罚他，甚至动手打他。但让我们吃惊的是，男孩说他从来没有讨厌过他的父亲。我们再次表示怀疑，这是不可能的。这个男孩并不傻，他学会了不露痕迹地掩藏自己的感情。

　　虽然他表现出关爱妹妹的嘴脸，但其实内心并不愿与她和谐相处，还时常对她拳脚相对。他在起居室的沙发上睡觉，而妹妹则睡在父母卧室内的一个小床上。假如我们站在男孩的立场上去考虑，以男孩的心情去感受，那么父母卧室中的那张小床同样会让我们感到难过。我们试图用男孩的视角去思考、感觉和看待世界，发现他渴望占有母亲的全部注意力。然而每到夜晚，他的妹妹就霸占着母亲，他必须想别的办法才能重新得到母亲的关注。

　　这个男孩的健康状况良好：他出生很顺利，前七个月一直由母亲亲自哺乳。他第一次接触奶瓶时，开始呕吐，而呕吐的现象一直持续到三岁。很可能是他的肠胃有问题，即便他现在胃口很好、营养均衡，他仍会一直关注自己的胃，因为这是他的一个弱点。现在，我们可以更好地理解为什么他会对一位孕妇扔石头了。他对食物极其挑剔，如果他对饭菜不满意，母亲便会给他钱，然后他会出去买自己喜欢的食物。尽管如此，他还是会到邻居家去抱怨父母不给他足够的食物，这成了他的惯用伎俩。他恢复优越感的方式总是一样的，那就是诋毁他人。

　　现在我们已经可以理解他在诊所讲述的那个梦了。他说："我梦到自己是一个西部牛仔，被人送到了墨西哥，我必须自己杀出一条血路，然后穿越回美国。当一个墨西哥人挡住我时，我冲着他的胃踢了一脚。"这个梦的主题是："我被敌人包围了。我必须殊死搏斗。"在美国，牛仔被视为英雄，他认为追赶小女孩和踹人胃部是英勇的行为。我们得知，胃在他的生活中起着重要的作用，以至于让他认为胃是人体最脆弱的部位。他自己有胃部的问题，他的父亲也经常抱怨胃部不适，胃在这个家庭中被赋予了至高无上的地位。这个男孩的目标就是针对人们的弱点，他的梦和平时的顽劣行为完全展示了这一生活方式。他生活在自己的梦境中，必须设法唤醒他才能停止他的行为。否则，他会一直与父亲、妹妹、其他小孩，尤其是小女孩战斗，甚至攻击那些企图阻止他战斗的医生。他的梦想支撑着他一直前行，追求成为一个英雄，征服所有人。除非他有一天能明白这不过是自欺欺人，否则没有人能帮助他。

在诊所里，我们向他解读了这个梦。他生活在一种假想的敌对环境中，每个想要惩罚他、阻止他前进的人，他都视为墨西哥人，他的敌人。当他再次来到诊所时，我们问他："从我们上次见面之后，发生了什么改变没有？""我一直都是个坏孩子。"他回答。"你做了什么？""我追着一个小女孩跑。"在这里可不是一句坦白，而是一种吹嘘，甚至是一种挑衅。这里是诊所，我们在这里试图帮助他改变，而他坚决地宣称自己仍然是个坏孩子。他似乎在警告我们："不要期待我有任何改变。小心我会踢你的胃。"

面对这样的情况，我们该如何应对呢？他仍然活在自己的梦中，仍然扮演着他心中的英雄。或许我们可以从削减他扮演这种角色而获得的满足感中入手。"你真的相信吗？"

我们问他，"你心中的英雄难道会去追赶一个小女孩？这难道不是对英勇的低劣模仿吗？如果你真的想成为英雄，你应该去追赶一位身材高大、强壮的女性，而不是追赶一个小女孩。"

治疗的一个重要方面就是要打破他的幻觉，让他不再那么迷恋他现有的生活方式。我们需要"向他的汤里吐口水"，如同古老的谚语所说的那样。之后，他就不会再喜欢这碗汤了。另一方面，我们需要给予他勇气去合作，去追求生活中有用的和重要的事物。没有人会去追求无意义的生活，除非他害怕在追求有意义的生活的过程中遭受打击。

一位24岁的单身女子从事秘书工作，因无法忍受上司的霸道行为而深陷困扰。她认为自己无法建立友谊，更别提维持友谊了。从既往经验上看，如果一个人无法维持友谊，那多半是因为他过于期望主导他人。一个只关心自己、只关注自我的人，只会一味地向他人展示个人优越感。她的老板可能也是同样的人，他们都期望征服他人，然而两强相遇，必然产生冲突。

这位女子是家中七个孩子中最小的，是家里的宠儿。人们都管她叫"汤姆"，因为她梦想成为一个男孩。这进一步加深了我们的疑虑，她把个人优越感的追求与掌控他人混为一谈。在她眼里，成为男性代表着成为主宰，她就能主导他人而非被他人主导。她颇有姿色，因此觉得人们只是因为她的美貌才对她投以喜爱的目光，所以她一直害怕容貌被毁或受到伤害。在我们这个时代，美丽的女子更容易赢得他人的关注，也更容易影响他人，她深知这一点，然而她想成为男孩，以男人的方式主宰他人。因此，她又从不以美貌为荣。

她最早的记忆是被一个男人吓到，她承认直到现在她仍然对盗贼和疯子感到恐惧。一个梦想成为男性的女孩害怕盗贼和疯子，这看似有些矛盾，但实际上并非如此。弱点决定了追求。她想要完全掌控和征服这个世界，就必须排除任何无法控制的因素，盗贼和疯子就是无法被控制的那类。她想要变成男性却不想付出任何努力，因为即便成为不了男性也没有什么损失。这种对女性角色的深刻不满，我称之为"男性反抗"。它总是剑拔弩张地宣言："我是一个男人，正在与作为一个女人的劣势斗争。"

探讨她的梦境或许能揭示她更深层次的感受。她经常梦见自己被孤立，作为一个备受溺爱的孩子，她的梦似乎在喊叫："我需要照顾，我不能独自一人。这样做是危险的，其他人可能会袭击我、制服我。"另一种常见的梦是她丢失了钱包。"小心，"梦似乎在警告，"你可能会失去一些东西。"她不想失去任何东西，尤其是掌控他人的能力，于是她选择了生活中的一件小事——丢失钱包，作为这种恐惧的象征。这再次展现了梦是如何产生感觉来强化生活方式的。她并没有真正丢失钱包，但通过梦境而产生的这种感觉就此深深地留在了她心中。

她另外一个更详细的梦或许可以更深刻地揭示她的心

态。"我来到一个人满为患的游泳池,"她讲述道,"我站在别人的头顶俯视着泳池。我感觉自己被人盯着,这让我感到害怕,生怕从那个高高的地方跌落下来。"如果我是一位雕塑家,我可能会根据这个情境雕刻出她的形象:站在别人的头顶,将他人作为自己的基座。这就是她的生活方式,这些都是她刻意营造的感觉。但在她的意识中,她认为这个位置并不稳固,并且她认为别人也应该看到这个危险。她希望得到他人更多的关注,自己则更加谨慎,这样她就能继续站在他们的头顶。她不会下到水中游泳,因为这对她来说太过危险。这就是她生活的全貌。她设定了一个目标:"我是个女孩,但我要变成男人。"她怀有极大的抱负,就像大多数的小孩子一样,但她想要的是显出自己的优越性,而非征服环境,可是她又一直被失败的恐惧所驱使。要帮助她,就必须让她接受自己的女性身份,消除她对其他性别的恐惧和过度评价,让她能在同伴中感到友好和平等。

女孩十三岁那年,她的弟弟在一场意外中不幸丧生。因此,在她的记忆深处仍保留着这样一幕:"我记得弟弟还是个婴儿,刚学会走路,他试图抓住椅子站起来,却被椅子压倒。"这又是一次痛苦的意外,深深地提醒她世界的危险。"我最常做的梦,"她吐露道,"挺奇怪的。我经常梦见自己在街上行走,脚下突然出现一个我未曾察觉的洞。不知不觉,我就跌入这个洞,洞内灌满了水,一碰到水,我就会猛然惊醒,心跳剧烈。"我们可能并不觉得这个梦如她所感受的那般离奇。但如果她想持续给梦以恐惧感，就必须将它视为神秘的，无法解析的东西。梦仿佛在警告她："要当心那些潜伏着的未知危险。"梦所透露出的信息远不止于此，它还在说，你若已身处谷底，那么就不可能再坠落。但此刻她尚感到自己有坠落的风险，那么她必然把自己想象成处在他人之上的位置。就像在这个梦里，她所传达的是："我是优越的，但我必须保持警惕，防止自己跌落。"

另一个例子里，我们将通过一段早期记忆和一个梦境来探寻相类似的生活方式。一个女孩告诉我们："我记得我曾对一座公寓大楼的建设过程饶有兴趣。"我们可以就此推测她可能具有强烈的合作意识。一个小女孩无法参与房屋的建设，但她的兴趣暗示了她乐于与他人共享任务。"那时我还是个小孩子，我记得我站在一个非常高的窗户边上，那些玻璃窗格至今仍历历在目、清晰如昨。"如果她注意到窗户很高，那么她那时必然在心里已经对高矮有了一定的概念。她似乎在说："窗户很大，而我很矮小。"事实证明，她的个子确实很小，这就解释了她为何如此关注尺寸对比的问题。她还提到如此清晰地记得这件事，也是一种夸耀，暗示了她的自豪。现在，我们再看她的梦："有几个人和我一起坐在车里。"她确实具有合作意识，如我们所推断的，她喜欢与其他人一起共事。"我们驾车前行，最后停在了一片树林前。每个人都下车，跑进了树林。他们都比我大。"她再次观察到了尺寸的差异，"但我设法赶在他们之前率先进入电梯，它下降到大约十米深的矿井。我们想如果走出去，空气一定会毒死我们。"她描绘出了一个危险的情境。大部分人都对某些危险感到恐惧，因为人类并不总是那么勇敢。"我们最后平安地走了出来。"从这里，可以看到一个乐观的视角。如果一个人具有合作意识，那么她总是能展现出勇敢和乐观的一面。"我们在那里待了一分钟，然后迅速地跑回车上。"我深信这个女孩会始终保持合作意识，但她也会始终认为自己必须变得更大、更高才行。我们发现她有一种紧迫感，就像踮起脚尖站立等，但她对他人的热爱和对共事的热情将会平衡这种感觉。

第六章　家庭影响

1

新生婴儿从呱呱坠地之际就开始寻求与母亲的纽带关系，此后，他所有的行动都源于此。在他生命最初的漫长时间里，母亲无疑是他的全部，他的生存几乎完全依赖于母亲。正是在这样的环境中，合作的精神得以初次激发。母亲第一次为孩子揭开了与另一个人类接触的大门，唤起了他对自身以外的世界的好奇心。这是作为一个人类迈入社会生活的第一条通道。一个无法与母亲或者母亲的替代者建立联系的婴儿，无疑会被剥夺生存权利。这种联系是如此密切、深入，以至于在后续的成长过程中，我们无法分辨出任何一个特性是否为基因遗传的结果。任何可能被遗传的特质都已在母亲的适应、训练、教育和改造中被改写。母亲无论技巧丰富，还是技巧缺乏，都会对孩子所有潜在的能力产生影响。

所谓的母亲的技巧，指的正是她与孩子合作，以及她赢得孩子的合作的能力。这种能力不是通过教条或规则学习来的，新的情况每天都在发生，她必须运用洞察力和理解力来满足孩子的需求，以此显示出她的技巧。只有当她对孩子充满兴趣，并倾尽全力去赢得他的喜爱，确保他的利益，她才能展现出这种技巧。

观察母亲所有的行动，我们都能看到她的态度。她每次抱起宝宝、抚摸他、与他对话、给他洗澡或喂食，都是在与宝宝建立联系。如果她在执行这些任务时未受过训练或没有丝毫兴趣，就会显得有些笨拙，而孩子也会对她产生抵触情绪。如果她从未学过如何给孩子洗澡，那么对孩子来说，洗澡可能会变成一种痛苦的体验，而不是一种建立联系的机会，孩子可能会试图摆脱她。比如拿哄孩子睡觉这件事来说，母亲所有的动作，甚至她对声音的拿捏，都要展现出技巧。对婴儿的观察，或让婴儿独自留在房间，都必须有技巧。她还要考虑婴儿周围的一切环境——空气是否新鲜，房间温度是否适宜，膳食是否有营养；婴儿习惯的睡眠时间，婴儿采取什么样的体态睡眠，婴儿是否清洁；等等。每一种场合都是一个机会，一个让婴儿选择喜欢她或不喜欢她，选择合作或者拒绝合作的机会。

母亲的技巧是持久的兴趣和长期训练的结果。其实母亲的准备工作从她生活的早期阶段就已经开始了。小女孩对婴儿的兴趣，对未来母亲角色的期待，这些都构成了这个过程的开端。因此，我们对男孩和女孩的教育方式应当有所区别，因为他们在生活中所面临的任务是不同的。如果我们期待培养出技巧熟练的母亲，就应该指导和教育女孩如何成为母亲，让她们对母亲这个角色充满期待，并将其视为一种创造性的活动，而不是让她们对做母亲这件事感到沮丧与失望。

然而，我们的社会文化常常轻描淡写女性的母亲角色价值。如果这个社会更为肯定男孩的价值，且赋予男孩更为高尚的角色，那么女孩们自然会对自己未来的母亲角色感到不满。在生命这个舞台上，没有人会甘于扮演次要角色。当这样的女孩结婚并面临成为母亲的问题时，她们的不满和抵触也会以某种方式表达出来。她们不愿也未做好成为母亲的准备，对此毫无期待，也无法将此视为一种有趣的创造性活动。这或许是我们的社会所面临的一大难题，然而鲜少有人出面解决。全人类社会的命运系于女性对母亲身份的态度上，然而几乎任何场合，女性的生活角色都被轻视，被视为次要的。

甚至从我们的童年时代起，男孩们就常常将家务活看作低人一等的工作，仿佛他们的尊严不允许他们参与其中。一方面，家务和家庭管理常被视作女性的本分，而非强加于她们的苦差事。如果一个女人真心将家务视为一种艺术，如果她能从中找到乐趣，借此减轻伴侣的负担，丰富二人的生活，那么家务绝对可以与世上任何同等重要的工作相媲美。另外，如果我们认为这类工作对男性来说过于卑微，那么就有必要重新审视这样一个事实：女性如果想要反抗并拒绝承担这些工作，试图证明自己与男性同样值得被关注和提供机会，那么她们是有足够的理由的。事实上，我们的能力只能通过社会感觉得以发展，而社会感觉将能力引向哪一方，是不受任何外在的限制和约束的。

当女性角色被轻视时，和谐的婚姻生活就会被打破。如果母亲将照顾孩子视为低下的工作，她就无法自我培养孩子们所需的关爱、理解、同情以及必要的技能。对自身角色的不满让她在生活中有了其他目标，这会妨碍她与孩子们建立连接。她的目标不再与孩子们的需求相一致，而是过于投入在自我价值的证明上，以至于孩子们只能变成她的负担，让她分心。生活不如意的人们，追根溯源，很容易就能发现他们的母亲往往没有很好地扮演母亲的角色：她们没有为孩子们提供良好的起点。如果母亲们无法胜任自己的角色，如果她们对自身的任务感到不满或者不感兴趣，那么整个人类将面临危险。

然而，也不能单纯地指责母亲有过错。母亲们也许本身就没有接受过足够的合作训练，也许她们在婚姻生活中感到压抑和痛苦，她们对自身的处境感到困惑和苦恼，甚至感到绝望和沮丧。一个良好的家庭生活的发展会存在很多干扰因素。母亲也会生病，那么她就会对照顾孩子们感到力不从心；母亲也需要工作，但工作会让她在回到家后疲惫不堪。如果家庭经济状况堪忧的话，食物、衣物甚至温度都可能会对孩子造成伤害。而且，孩子的行为并非由他的经历所决定的，而是由经历中所得出的某种结论引导的。当我们关注问题儿童的背景时，常常会看到他和母亲的关系存在问题，但这种问题并非难以解决，因为我们也看到一些孩子在面对同样的困难时却能找到更好的应对方式。这使我们重新回到了个体心理学的核心理念，即性格的形成没有具体的原因，但孩子可以利用经验服务于目标，将其转化为成因。这就好比我们不能说一个营养不良的孩子一定会成为罪犯，但我们可以了解他的经历，并从中得出某种结论。

如果一位女性对她的女性角色不满，那么毫无疑问，她未来将面临重重困难和压力。我们深知，母性的力量是何等强大。研究已经清楚地证实母亲保护孩子的本能超越了所有本能。在动物界，例如老鼠和猴子已被证实母性驱动力超过了性的驱动力或饥饿的驱动力，因此若必须在两个驱动力间进行选择的话，母性驱动力往往占据主导。这不是欲望的追求，而是源于合作的目标。母亲常常感觉她的孩子是她的一部分，通过孩子，她才能感到生命是完整的，才能感到自己掌握了生死的权力。我们在每位母亲身上都能看到，她通过培养孩子，或多或少地实现了创造性价值。甚至可以说，她把自己当作上帝一般的造物主——她从无到有地创造出了一个活生生的生命。母性的追求实际上是人类对优越感、对神性目标的追求的一种表现。这为我们提供了一个最为清晰的例子，显示这种目标如何被转化为带着最深的社会感情、服务于他人的利益的目标。

当然，一位母亲有时会过度地认为孩子为她自己所有，因此而利用孩子来满足她个人优越感的追求。她可能会试图让孩子完全依赖于她，操控他的生活，使他离不开自己。这里，我想引用一位七十岁农妇的案例。儿子在五十岁的时候，仍然与她同住。母子二人因同时患上肺炎而被送往医院救治，结果儿子未能幸存，母亲活了下来。当被告知儿子去世的消息时，她回答道："我就知道我永远无法把他带大。"她认为自己对孩子的整个生命负有全部责任，因此从未尝试让他成为社会生活中的一个平等的个体。当一个母亲无法扩大与孩子的联系，并未引导他与环境进行平等的合作时，我们就能明白其中所涉及的错误究竟意味着什么。

　　母性角色的复杂性超乎想象，母亲与孩子的联系并不应过分突出。对于母亲和孩子来说，过度强调这种联系可能会引发不必要的问题。毕竟，一旦我们过度关注某一点，其他的所有事物都将受到影响，而对于我们关注的问题，如果我们不过度重视，反而会处理得更好。

　　母亲不仅与她的孩子有联系，还与她的丈夫和周围的社会生活息息相关。这三者的联系应得到同等的重视，她们都需要平静且理性地处理。如果一位母亲只考虑她和孩子的关系，就难免会过度溺爱孩子，进而阻碍孩子发展独立性和与他人合作的能力。成功与孩子建立联系后，她的下一项任务应是引导孩子对其父亲产生兴趣，但如果她自己本身对孩子父亲毫无兴趣，那么也就不要期望孩子对父亲产生什么兴趣了。她还需要引导孩子对周围的社会生活产生兴趣，比如对家里的兄弟姐妹，对朋友、亲戚以及广大的人类同胞们产生兴趣。因此，母亲的角色是双重的：首先，她必须为孩子提供第一次可信赖的同伴体验；其次，她必须准备好将这种信任和友谊扩展至整个人类社会。

如果母亲只专注于让孩子对她自己感兴趣，那么孩子会对任何试图让他对他人感兴趣的尝试产生抵触。他将一直寻求母亲的支持，并对所有可能的竞争者产生敌意。母亲对丈夫或家中其他孩子的任何关注都会被他视为对他的剥夺，孩子将形成这样的观点：我的母亲只属于我，不属于任何人。

现代心理学家往往对这种情况有所误解。例如，弗洛伊德的"俄狄浦斯情结"理论认为孩子有爱上母亲，敌视父亲，甚至希望杀掉父亲的倾向。但如果我们理解了孩子的发展，这种错误就不会发生。恋母情结只会在那些希望占据母亲全部注意力并避开其他人的孩子身上出现。这种愿望并非出于性欲，而是出于想要征服母亲，完全控制她，使她成为自己仆人的欲望。只有那些被母亲过度宠爱，并对世界上的其他人没有联结感的孩子，才会产生这种情况。在少数情况下，一直仅与母亲保持联系的男孩，会将她视为解决爱情和婚姻问题的中心。但这种态度意味着，他无法想象与除了母亲以外的任何人合作。他认为没有女人可以被信任，可以像母亲那样服从他。因此，恋母情结是教育错误的产物，无须假设其存在遗传上的乱伦，或者说，无须想象这样的偏离与性有任何关联。

　　在每个孩子的生活中，母亲都占据着核心地位。但是，当母爱如同令人沉醉的酒般淹没了孩子，将他们紧紧束缚在母亲的身边时，那么他们一旦被迫与母亲断绝联系，问题将随之而来。比如，当孩子开始入学，或者在公园与其他小朋友一起嬉戏时，他的心思可能总是放在与母亲的联络上。每当母亲的身影从他的视线中消失，他就会感到恐惧和不安。他想要将母亲紧紧地固定在自己的生活中，想要成为母亲思考的焦点，成为母亲关注的对象。为了达到这个目的，他会使出各种方法。他可以成为母亲眼中的小宝宝，总是弱不禁风，柔若无骨，追求母亲的同情和关爱；他也可以在遇到困扰的时候哭泣或装病，借此向母亲展示自己需要被呵护；他还可以选择发怒，顶撞母亲，挑战母亲的耐心，以此吸引母亲的注意。在这些问题儿童的身上，我们可以看到一幕幕戏剧性的场面，他们是一群被宠坏的孩子，通过与母亲的冲突和斗争来维持母亲对他们的关注，并反对他们生活中的所有规则和要求。

　　孩子们很快就掌握了吸引母亲注意的最有效的方式。被宠溺的孩子们常常因被母亲独自留下而感到害怕，尤其是在黑暗中。他们所害怕的不是黑暗本身，而是借助恐惧让母亲无法离开自己的视线范围。有一个被宠坏的孩子，总是在黑暗中哭闹。一天晚上，他的母亲被他的哭声唤来，问他："你为什么害怕？""怕黑。"孩子这样回答。然而，母亲早已识破了他的计谋，于是问道："那我来了，天就不黑了吗？"孩子对黑暗的恐惧并非来源于黑暗本身，而是他不想与母亲分离。当他与母亲分开，他会用所有的精力创造那种让母亲必须靠近他，与他重新建立联系的情境。他将尽其所能引起母亲的注意，无论是尖叫、呼唤、失眠还是其他引起麻烦的方式。教育者和心理学家常常关注这种恐惧现象。在个体心理学中，我们不再寻找恐惧的起因，而是去寻找恐惧的目的。所有被宠坏的孩子都会表现出恐惧：他们通过恐惧吸引注意力，把这种情绪构筑为他们生活的一部分。他们借助恐惧来实现他们的目标——重新与母亲建立联系。那些害怕的孩子其实是曾经被宠坏的孩子，他们只是想再次感受到被宠爱。

很多时候，被溺爱的孩子往往会在深夜的梦境中被噩梦吓醒并尖叫。这个现象很常见，却让很多人感到费解，因此误以为清醒与睡眠处于对立的状态。然而，实际上，睡眠和清醒并不是一种二元对立的状态，而是存在于一个连续的、多样化的维度上。孩子们在梦中的行为与他们在清醒时的行为并无二致，这是因为他们追求关注度和优越感的目标影响着其整个身心。经过一段时间的经验积累后，孩子们便找到了最有效的策略，以实现他们的目标。甚至在睡梦中，那些符合他们目标的思想、画面和记忆也会浮现于心头。经过多次尝试，被宠溺的孩子发现，恐惧可以大大帮助他们与母亲重建联系。因此，即使长大后，他们仍然常常保留这种焦虑的梦境。既然他们曾经通过这种恐惧引起过注意，那么不如将这种做法形成习惯并加以利用。

　　这种对焦虑的利用如此普遍，以至于我们对那些从未在夜间制造过麻烦的被宠溺的孩子而感到震惊。然而，吸引注意力的手段千变万化。有的孩子会抱怨床单不舒适；有的会呼唤母亲要一杯水；有些人恐惧盗贼或野兽；有些人除非父母守在床边，否则无法入眠；有些人做噩梦；有些人从床上掉下；有些人尿床。我曾治疗过一个被宠溺的女孩，但那个女孩在夜间从未制造过任何麻烦。她的母亲告诉我，她的睡眠十分香甜，既不会从梦中惊醒，又不搅扰别人。但是到了白天，她会不时地制造麻烦。这种情况实在让人惊异。我一一列举了各种可能引起母亲注意、拉近母女距离的症状，她却一一否认。最后，我找到了解释，我问这位母亲："她在哪里睡？"她回答："在我的床上。"

　　疾病往往会成为被溺爱的孩子用来吸引母亲注意力的最佳手段，因为他们生病时会得到更多的关爱。这样的孩子常常在经历一场疾病之后表现出种种问题行为。起初，人们会以为让他成为问题儿童的是疾病，但事实是，当他康复后，当母亲不能再像给予他生病期间所给予的那样的宠爱时，他便会通过问题行为来寻求报复。有时，这种行为也会在孩子间传染，当一个孩子看到另一个孩子因病而成为关注的焦点时，他会希望自己也生病，甚至会不惜接近生病的孩子，以期感染上他的病。

　　曾有一个小女孩在医院里度过了长达四年的时间，其间深受医生和护士们的偏爱。当她初次回家时，父母亦是宠爱有加，但几周后，大家的热情逐渐减退。这之后，每当她的要求遭到拒绝时，她就会将手指放进嘴里，说道："我曾在医院住过。"她总是通过提醒他人自己生病住院的经历，维持那种有利于她的环境。我们也能在成年人的行为中看到这样的影子，他们常常热衷于分享自己的疾病或手术经历。另一种情况则是，一个曾经让父母痛苦不堪的孩子，在病愈后变得顺从，不再给父母添麻烦。虽然我们知道，身体上的缺陷会对孩子们造成额外的负担，但它并不能完全解释他们个性中的负面特质。因此，我们有理由怀疑，解决身体问题与其行为改变之间的关联。

有个小男孩，他是家里的次子，因为撒谎、偷窃、逃学、残忍以及不服从的原因，一直给家人带来许多困扰。老师也对此束手无策，建议将他送入教养院。然而就在此时，小男孩生病了。他患上了髋关节结核，半年的时间他都在石膏的束缚中度过。然而，当他病愈后，他摇身一变成了家中最听话的孩子。很难相信，这场疾病让男孩发生了改变。很快，这种转变背后的原因便清晰地展现了出来。他总是认为父母更偏爱哥哥，而自己则是被忽视的那一个。然而在他生病的那段时间里，他成了所有人关注的焦点，得到了众人的关怀和帮助，这让他聪明地摒弃了自己一直以来被忽视的感觉。

有人断言要想修正母亲常见的错误，就必须把所有的孩子从母亲那里接走，交给护士或机构，这无疑是荒谬的。假如我们试图寻找母亲的替代者，一定要找一个能像母亲那样深爱孩子，对孩子倾注所有关注的人。教育孩子的母亲总比教养孩子更容易。在孤儿院长大的孩子常常对他人表现得漠不关心，没有人能在他和同伴之间架起那座个人情感的桥梁。有时，人们会在机构里发展不良的孩子身上做实验，给他找个护士或者修女给予他亲身照顾，或者把他送到某个家庭里寄宿，让那里的母亲像对待自己的孩子一样照顾他。如果替代母亲选得合适，这些孩子常常能有所改善。这类孩子最佳的抚养方式就是找到能替代母亲、父亲及家庭生活的人。假如要把孩子从父母身边带走，我们实际能做的就是四处寻找能承担父母角色的人。孩子对母亲的爱与关注的需求之强烈，可从孤儿、非婚生子、被排斥的孩子以及父母婚姻破裂的孩子们的失败经验中窥见一斑。

众所周知，继母难当，孩子会打心眼里反感继母，但这也并非无法解决的问题，我就见过成功的例子，但问题往往在于很多女人并不能理解这种情况。母亲去世后，孩子们会自然而然地寻求父亲的关爱。有了继母，他们就觉得连父亲的爱也被剥夺了，于是转而攻击继母。继母认为必须予以反击，于是孩子们就有了真正抱怨的理由。最终，继母的挑战导致孩子们做出比以前更加激烈的反抗。与孩子为敌，必然是一场必败之战：孩子永远不会被打败，也无法通过争斗学会合作。在这种冲突中，弱者总能掌握主动。如果硬要要求孩子做出你想要的改变，他一定会拒绝。在这个世界上，如果我们明白武力永远不可能赢得真正的敬爱和爱情，那么就不会有那么多无谓的努力和毫无意义的剑拔弩张了。

2

在家庭的微观世界中，父亲的角色与母亲的角色同等重要。父亲与孩子的关系在孩子的早期阶段可能并没有那么紧密，然而随着时间的流转，父亲的影响力会逐渐凸显。我们已经探讨过这样一个问题：如果母亲未能将孩子的注意力转向父亲，孩子在社交情感的发展上将面临严重的难题。在婚姻关系并不美满的情况下，对孩子来说，家庭环境充满了未知的危险。他的母亲可能感到无力将父亲纳入美好的家庭生活中，于是便寄希望于独占孩子。或者说，父母双方都有可能将孩子当作私人战争的棋子，每个人都渴望孩子更依恋自己，期待得到比配偶更深的爱。如果孩子发现父母之间存在冲突，他们就会游刃有余地利用这种矛盾，挑动父母之间的对立。这样，对于孩子来说，好似引发了一场父母间的竞赛，看哪一方能给予他更好的管理，或者更深的溺爱。在这样的氛围中，教育孩子学会合作几乎是不可能的任务。他所经历的与他人之间的第一次合作，就是父母之间的合作。如果他们之间的合作关系破裂，就无法期待孩子能够自己学会合作。此外，孩子对婚姻和两性伴侣关系的初步认知，都是从父母的婚姻关系中学习而来的。那些生活在不幸婚姻之中的孩子，除非他们对婚姻的初步印象得以纠正，否则他们始终会对婚姻抱有悲观的看法。即使成年之后，他们仍然会认为婚姻注定是灾难。他们可能会试图避免与异性接触，或者深信自己在与异性的互动中必定会失败。因此，如果父母的婚姻不是社会生活的一部分，不是社会生活的产物，也不是为社会生活做准备，孩子的心灵就会受到严重的伤害。婚姻的意义在于它应该是两个人为了彼此的利益，为了孩子的利益，以及为了社会的利益而形成的伙伴关系。如果它在任何一个方面都无法成功，那么它就不符合生命的真谛。

婚姻以伙伴关系为基础，理应不存在哪一方为主导地位的问题。这个观念虽是老生常谈，却需要更深入地加以思考。在整个家庭生活中，我们实在没有必要过分强调权威，如果某一方过于凸显自己的主导地位或受到过度的重视，那将非常不幸。例如，如果父亲在家庭中言语暴躁、行为专横，试图主宰其他成员，那么男孩就会将其误解为男性的行为准则。而女孩会受到更深的伤害，她们在未来的生活中会把男性视为恶霸，认为婚姻就像是一种屈服和奴役。极端的做法是女孩们会以避免与异性有所交流来保护自己。如果母亲成为家庭的主导者，唠叨不休，情况则会截然相反。女孩可能会模仿她的尖酸刻薄，而男孩则始终处于防御状态，害怕批评，并时刻提防被别人主导。有时候，发号施令的不只是母亲，姐姐和姑姑们也会一起来操控男孩，他会变得更加保守，不愿参与社交活动。他会害怕所有的女性都像母亲一样唠叨和挑剔，于是想要摆脱所有的异性。没有人喜欢被批评，但是，如果一个人视逃避批评为人生的主要任务，他与社会的联系就会受到破坏。他会审视每一次事件，并根据自己的判断来决定"我是胜者还是败者？"那些将与他人的关系视为一场战斗的人，是没有办法收获友谊的。

父亲的职责可以被概述为以下几点：他必须向妻子、孩子以及社会证明，他是一位出色的男性；他需要优雅地应对生活的三大课题——职业、友谊与爱情，并且在照顾家庭和保护家庭的任务上，他需与妻子平等分担；在家庭生活中，他不应忽视女性的贡献，这是无法替代的；他的角色不是取代母亲，而是与之并肩作战，共同努力。特别是在金钱的问题上，我们必须强调，即使家庭的经济基础依赖于父亲，那也仍是家庭内的公共事宜。父亲不应表现出一种他在给予，而其他人在接受的态度。在一段良好的婚姻中，男方赚钱仅仅是家庭职责的分工结果。很多父亲用他们的经济地位来操控家庭，但家庭内部不应存在统治者，应消除一切不平等的感觉。

每一位父亲都应认识到，我们的文化过分强调了男性的特权地位，因此，当男人娶女人为妻时，女人可能会有一定程度上的担忧，担忧自己被压迫和自己的地位被贬低。男人需要明白，仅仅因为她作为女性，并未像他一样贡献家庭经济，就贬低她在家庭中的地位，这本身就是错误的。无论妻子是否以金钱形式为家庭做出贡献，家庭生活只要是一场真正的合作，那么"谁赚的钱"和"钱应该属于谁"都不应成为需要讨论的问题。

父亲对孩子的影响极其深远，以至于许多孩子在一生中都将父亲塑造为自己的榜样或将其视为最大的对手。惩罚，特别是体罚，对孩子来说总是有害的。任何不能在友好的环境中传授的教诲都是有误的。然而不幸的是，父亲在家庭中经常被赋予对孩子进行惩罚的任务。这是悲哀的，原因有很多。首先，这体现了母亲的一种固有信念，即女性根本无法独立教育自己的孩子，她需要一个强大的力量来帮助自己。当母亲告诉孩子"等爸爸回家"时，她正在给孩子植入这样一种意识：男人是生活中的最高权威和真正的力量。其次，这扭曲了孩子与他们父亲的关系，使他们对父亲感到恐惧，而非把他视为一位朋友。还有些女性顾虑的是，处罚孩子会失去对孩子的情感控制。然而，将处罚的权力交给父亲并不是解决问题的方法。孩子们不会因为她召唤了一个执行者来帮助她，就会对母亲的埋怨减少。许多女性总是通过威胁告诉父亲来强迫孩子服从，那么孩子们又会如何理解男性在生活中应该有的角色呢？

如果父亲能以有益的方式解决生活的三个问题，他将成为家庭中不可或缺的一部分，成为一个好丈夫、一个好父亲；他能与人和谐相处，并能结交朋友。如果他拥有朋友，家庭就自然而然地成为他社交生活的一部分。他将不会被孤立，不会被传统观念所束缚。来自家庭之外的影响能够进入家庭，孩子们也会理解社会情感和合作。如果丈夫和妻子拥有不同的朋友圈，也不会构成什么问题。但他们最好活跃在同一个社交圈中，避免因友谊问题而引发分离问题。当然，我并不是说他们必须彼此依赖，永远不单独行动，只是说夫妻应该能毫无负担地共享生活，如果丈夫不想让妻子加入他的朋友圈，那他的社交生活就将家庭排除在外了。孩子在成长过程中应该学会把家庭看作社会的一部分，而且在家庭之外也有值得信任的人，这一点至关重要。

如果父亲能和他的父母、姐妹、兄弟保持良好的关系，这无疑证明他具有良好的合作能力。当然，他需要走出原生家庭而成为独立的个体，但这并不意味着他应该排斥最亲密的家人，甚至与他们断绝关系。有时候，两个人会在他们仍然依赖父母的时候结婚，然后会过于强调他们与原生家庭的联系。主要标志在于，当他们谈论"家"的时候，指的仍然是其父母的家。如果他们仍然以父母为生活的中心，那么他们就无法建立属于自己的真正的家庭生活。这又涉及合作能力的问题了。

很多时候，父母会嫉妒于孩子开启的独立生活，这种情况尤其常见于不受男方父母祝福的婚姻关系中。父母会想要了解儿子的每一分每一秒，进而在新的家庭中引发矛盾。那么，妻子就可能会觉得她没有得到应有的尊重，然后对公婆的干涉感到不悦。父母自有父母的考量，他们也许是正确的，也许是错误的。在儿子结婚之前，他们大可以反对他的选择，但是，当婚姻已成事实，就只能选择一条道路——必须竭尽全力地去保障这段婚姻的成功。在面对家庭矛盾时，丈夫应对此表示理解，而不是沮丧。他应该将父母的反对视为误解，并尽最大的努力证明自己的选择是正确的。在这件事上，夫妻二人没有必要完全服从父母的意愿。然而，如果他们能得到父母的理解和支持，如果妻子能感觉到她的公婆在为她的利益考虑，而不仅仅是出于对自己利益的考虑，那么情况就没有那么糟糕。

对于一个父亲来说，社会对他的期望最为明确的便是他需要解决职业问题，接受职业训练，以实现经济自由并养家糊口。在此方面，他或许能得到妻子的帮助，甚至将来得到孩子们的帮助。然而，在我们现行的社会文化环境中，经济责任主要还是需要男性来承担。成功解决这个问题，意味着他必须愿意工作并展现出持之以恒的毅力，他必须理解自己的职业，认清其优点与缺点，必须能与同事和睦相处并赢得他们的尊重。更为重要的是，他需要以自身行为为榜样，引导孩子们直面职业问题。因此，他需要意识到找到一份对全人类都有益且对社会有贡献的工作是多么重要。然而，仅仅认识到这份工作是否有用还不是重点，重点是认识到去工作本身必须是有用的。如果他是一个利己主义者，那无疑是令人遗憾的，但是，如果他的工作有助于我们的共同福利，那么这就不会有太大的问题。

3

现在我们要解决的是如何处理爱的问题——如何建立一个幸福而有意义的家庭生活。对于丈夫来说，主要的要求是他应该对他的伴侣始终保持关注。一个人是否真心对另一个人感兴趣，这是显而易见的问题。如果他真心感兴趣，就会对对方所做的任何事情都感到关心，并自发地将对方的利益视为自己的目标。需要注意的是，有感情并不证明感兴趣，因为情感有时候会模糊真实的兴趣，我们不能将其作为证明他真心关注对方的依据。他还需要成为对方的真正伙伴，需要致力于让生活更加舒适且丰富，需要心甘情愿地让对方感到满意。

真正的合作只有在夫妻二人都将共同的福利置于个人福利之上时才能实现。伴侣中的任意一方都应该更加关注对方，而不仅仅是关注自己。在孩子面前，父母的爱意应适当保持低调。他们对彼此的爱和对孩子们的爱是无法比较的，这两者截然不同，互不冲突。然而，当父母之间的爱表现得过于浓烈时，孩子们可能会感到自己在家庭中的地位被削弱了，从而滋生出嫉妒心，产生挑拨离间的想法。夫妻关系绝不能因为在家中、在自己孩子面前而不被严肃对待。

在性教育问题上，父亲对男孩、母亲对女孩都应该谨慎，不主动过多地提供信息，而是根据孩子的需求和他们在发展阶段能够理解的程度来进行解释。在我看来，在我们的时代，有一种趋势，即我们向孩子们解释的东西超出了他们能够理解的范围，激发了他们不恰当、不合时宜的兴趣和好奇。这种方式与过去对孩子们隐藏所有性信息的做法并无多少区别。我们最好了解孩子好奇的点在哪里，然后解答他们正在思考的问题，而非强迫他们接受我们认为每个人都应该了解的性知识。我们必须获取他们的信任，让他们觉得我们会全力配合，帮助他们解决感兴趣的问题。只有这样，父母在这个问题上才不会错得太多。另外，有些父母担心孩子会从同龄人那里听到错误的性知识，其实这是无须担忧的。一个接受了良好合作和独立性训练的孩子，永远不会因为朋友的言论而受到伤害。事实上，很多时候，孩子们在处理这些问题时会比成年人更加细心。街头巷尾的谣言从未伤害过一个孩子，除非他已经准备好接受错误的观点。

在我们的社会环境中，男性通常有更多的机会来深度体验社交生活，他们有更多的机会去理解社会体系的长处和短处，以及自己国家和全世界的道德联系。遗憾的是，我们不得不承认，男性的活动领域依然比女性广泛。因此，父亲在这些问题上往往成为妻子和孩子的导师。然而，他不应以自己丰富的经验为荣，也不应将此视为一种利益。他并非家庭教师，应以朋友般的态度向家人提供建议，避免他们碰更多的壁。如果他的观点得到了他人的认同，他应为此而感到欣慰。如果他的妻子对此持有抵触态度，可能是因为她的合作能力尚待提升，他应该寻找缓解这种抵触感的方法，而非坚持自己的观点或使用权威。争执永远没有办法让人心服口服。

金钱的重要性不应被过度强调，更不应成为争吵的焦点。没有独立经济来源的女性通常比丈夫更敏感，如果被丈夫指责浪费金钱，她们会深感受伤害。家庭的经济问题应在家庭经济能力范围内共同解决，妻子或孩子们也不应该迫使丈夫付出他无法负担的费用，这是毫无道理的。在家庭生活中，大家从一开始就应达成共识，以防止任何人感到被忽视或受到不公平的对待。父亲也不能单纯地认为自己可以用金钱来确保孩子的未来。

我曾经读过一个美国人写得有趣的小册子，讲述的是一个出身贫寒的人在成为富人后，想着让他的万世子孙都能远离贫困的故事。他找到了一位律师，问他该如何解决这件事。律师问他想要确保多少代子孙远离贫困，他回答说至少保证到第十代，"是的，你可以做到，"律师说，"但是你知道吗，到那时，你的第十代子孙会有超过五百个与你有同样血缘关系的祖先，那么这五百个家庭都可以说他是他们的后代。那么，他们是否还算你的子孙？"这个例子再次说明了这样一个事实，我们为自己的后代所做的一切实际上等同于为了整个社会，因为我们根本无法脱离与全人类的联系。

家庭中只有没有了权威的存在，才会诞生真正的合作精神。父母在所有涉及孩子教育的事务中都必须齐心协力，达成共识。最为关键的是，父母在对待孩子的态度上必须做到公平，不能表现出任何的偏爱。偏爱之害实在难以言表，几乎所有的童年痛苦都源自在这种偏爱中所感受到的被忽视。这种感觉有时的确是无稽之谈，然而，如果父母真的能做到平等以待，就绝不会出现这种负面情绪的发酵。在男孩优于女孩的情境下，女孩们往往会形成自卑人格。孩子们感情敏感，即便是天性善良的孩子，也可能因为偏爱而误入歧途。有时，某个孩子的发展会超过其他孩子，或者他确实比其他人更具吸引力，让父母对其难掩偏爱之情。然而，父母应具备足够的智慧和技巧来避免展现任何的偏爱。否则，那个优秀的孩子会对其他所有孩子产生负面影响，甚至使他们变得嫉妒、自我怀疑，他们的协作能力也将受到破坏。仅仅口头上声明没有偏爱是不够的，父母必须密切观察任何一个孩子是否认为父母存在偏爱。

现在，让我们来探讨家庭合作中另一个重要的组成部分，那就是孩子们之间的合作。只有当孩子们感到自己处于平等地位时，他们才会对共同利益产生兴趣。这就像男孩和女孩之间感到彼此平等，两性关系才不会生出重大矛盾和困扰。

人们常会问，为什么在同一个家庭长大的孩子，性格会表现出如此大的差异？一些科学家试图将这归功于遗传差异，但我们已经知道，基因永远是一种玄学。假如将孩子比作成长中的小树苗，把一群树苗种植在一起，它们看似得到了同等份的阳光和水分，但其实每一棵树的生长环境都是独一无二的。如果一棵树因为更能汲取阳光和土壤养分而生长得更快，那么它的成长就会影响到其他的树，它会遮住它们的阳光，争夺它们的养分。那么，其他的树就会变得矮小、发育不良。家庭中的情况也是类似的。我们已经了解到，父亲或母亲都不应在家庭中占据主导地位。我们经常会发现，在那些父亲极为成功或才华横溢的家庭中，孩子们会觉得他们因永远无法达到父亲的成就而感到沮丧，甚至丧失对生活的热情。因此，有名望的人的后代成长为令父母和社会失望的孩子并不稀奇。假如父亲在职业上非常有成就，那么他绝不能在家庭中强调他的成功，否则孩子的发展会受到阻碍，因为孩子们看不到超越父母的可能。

在家庭环境中，孩子们之间的比较和竞争同样会造成类似的问题。比如，一个表现优异的孩子往往会吸引更多的关注和偏爱，这对他来说无疑是一种享受。然而，对于其他孩子来说，他们一旦察觉到这种差异，便很容易滋生出怨恨之情。谁也不愿意被置于他人之下的位置，这会令人心生不悦，疲惫不堪。而这个表现优异的孩子就这样在无意间对其他孩子造成了伤害。这些因为心灵的饥渴而在痛苦中成长的孩子们，可能永远无法停止对优越感的追求，但这种追求很可能会错误地被转向其他并非现实或并非对社会有益的方向。

个体心理学已经开始深入探究孩子因出生顺序不同而得到的优势和劣势，这一领域拓宽了我们的研究视野。为了进一步阐述这个问题，我们假设父母在孩子的教育过程中展现出无微不至的关注和投入。然而，家庭中的每个孩子仍然会面临截然不同的处境，他们都将在不同的环境中得到全新的蜕变。这里需要再次强调的是，在一个家庭中，没有两个孩子会处在完全相同的环境中，他们各自的生活方式都是尝试适应各自特殊环境的结果。

长子或长女都曾是家中的独生子女，而当家中有了新的孩子时，他们就必须适应这种新的改变。排行最前的孩子往往会享受到更多的关注和宠爱，因此而习惯成为家庭的焦点。然而，通常情况下，这个孩子会在没有任何准备的情况下突然发现自己不再是家庭中的唯一焦点。新的孩子的到来意味着他不再是家中唯一的孩子，他必须开始和新的竞争者分享父母的关注，这种改变往往会在他们心中留下深刻的印记。我们经常发现，许多问题儿童、神经质者、犯罪者、酗酒者和叛逆者的问题都源于他们在这个转变过程中所遇到的困扰。他们是家中的老大，因新生儿的出现而倍感痛苦，父母之爱被剥夺，这种感觉将始终伴随他们的成长，进而塑造他的生活方式。

尽管其他孩子可能也会经历同样的体验，但他们可能不会像家中的老大那样深受其扰。这是因为他们从未独享过全家的关注，已经习惯了与兄弟姐妹共存。然而，对于长子来说，这是一种颠覆性的改变。如果他因新生儿的出生而真切地感到被忽视，那么我们就不能指望他能轻松地接受这种改变。如果他心中充满了怨恨，我们就无权对此进行责备。

然而，如果父母能够确保对他的爱意不变，让他在家中的位置依然稳固，尤其是在新生儿到来前，他已经被妥善地引导，接受了如何共同照顾新生儿的教育，那么这次转变将不会带来任何负面的影响。然而，情况往往并非如此理想。新生儿的到来会真真切切地从他那里夺去关注、爱和赏识。他必须设法将母亲的关注从新生儿那里夺回来，寻求重新获取关注的途径。有时，我们可以看到母亲在两个孩子之间左右为难，每个孩子都在尽全力争取她更多的时间。长子通常会更有能力和策略，变换着花招去渴求母亲的爱和关注。我们可以对此做出预测——尝试引发母亲的注意，与她对抗，以及发展出让她无法忽视的个性特质。这些事往往是身处同样情境并且追求相同目标时人人都会做的事。

他会以一切可能的方式进行战斗，甚至不惜选择最极端的方式挑战母亲的极限，最终，耗尽了母亲所有的耐心。当他的母亲因他带来的麻烦而感到疲惫不堪时，他才真正开始体验到不再被爱的感觉。他为了母亲的爱而奋斗，最终却失去了它。他觉得自己被推向了边缘，事实也确实如此。他认为自己是正确的，别人都错了，因此自言自语地说什么"我就知道"。这就像一个恶性循环，他挣扎得越激烈，处境就会越糟。他一直在试图证明自己的看法是正确的，既然一切都是对的，又怎能轻易放弃战斗呢？

在这样的争斗案例中，我们必须关注每一种独特的情境。如果母亲与他对抗，孩子可能会变得暴躁不堪、行为放纵、刻薄和拒绝服从。当他转而向父亲寻求关爱时，会发现这是一个转机，可以恢复自己在家庭中的有利地位。于是，他对父亲产生了兴趣，并尝试赢得他的注意和喜爱。长子往往会更偏爱他们的父亲，也更倾向于与他们站在同一阵线。我们可以确定的是，这是一个孩子偏爱父亲的第二个阶段：他原本是依恋母亲的，然而现在，母亲失去了他的喜爱，他将这份喜爱转移到他的父亲身上，作为对她的一种谴责。如果一个孩子对他的父亲有所偏爱，我们可以推断他曾经历过类似的悲剧，而这场悲剧让他感到自己被忽视和被排斥。他无法忘记这种感觉，于是围绕这种感觉建立起整个生活方式。

这样的争斗可能会持续很长时间，甚至贯穿一生。孩子会慢慢习惯战斗和反抗，于是在所有情境下都显示出这种特性。或许这会导致他再也无法对任何人产生兴趣，然后陷入绝望，深信自己永远无法赢得他人的爱。我们可以看到他的一些特质，比如易怒、孤僻和难以进行人际交往。孩子会把自己孤立起来，沉浸在过去，以至于他的所有行为和表达都倾向于他曾是全家关注的焦点。

因此，长子通常以某种方式表现出对过去的迷恋。他们喜欢回溯过去，谈论过去。他们痴迷于过去，对未来抱有悲观的态度。有时候，一个曾经拥有权力并运用权力统治过他人的孩子，往往会比其他人更深刻地理解权力和权威的重要性。当他长大后，他会热衷于行使权威，过度强调规则和法律的重要性。所有事情都应当按照规则进行，规则是永远不应被更改的，权力应该始终掌握在有权力的人手中。那么我们就可以理解，这样的童年经历会培养出强烈的保守主义倾向。这样的人如果找到了一个好的位置，就会总怀疑有人紧随其后，试图取代他，将他赶下权力的宝座。

长子的位置无疑带来了一些特别的挑战，然而，这些挑战也能以适当的方式应对，并转化为优势。如果在弟弟妹妹诞生时，长子已经学会了与人合作，他便不会受到伤害。在这些长子当中，我们总是能找到那些乐于保护和帮助他人的个体，他们模仿父母的行为，乐于担当起照顾弟弟妹妹的责任，并以弟弟妹妹的幸福为幸福，有时还会表现出卓越的组织才能。这些都是令人欣慰的例子，尽管就连这种保护他人的愿望也可能会发展成一种使他人过度依赖并想要控制他人的欲望。根据我在欧洲和美国的观察，问题儿童中比例最大的是长子，其次是幼子。有意思的是，兄弟姐妹中的极端位置似乎也产生了最极端的问题，而我们的教育方法尚无法成功应对长子的问题。

　　第二个孩子的处境与众不同，他的生活经历无法与其他孩子相提并论。自他出生之时，他就必须与另一个孩子共享注意力，因此，他比长子更懂得合作。他的生活环境中会出现更多的人，只要长子没有排挤他，他的位置就会一直很稳固。然而，他的地位有一个最关键的点是与长子完全不同的——在他的童年阶段，他总是有一个竞争者存在，总会有一个孩子在年龄和发展上超越他，这激发了他的竞争欲望。

　　典型的次子极易辨认。他的行为就像是在参加一场比赛，好像前面总有人比他领先一步，他必须加紧赶超。他总是在竭尽全力地前进，设法迎头赶上并超过他的哥哥。他渴望成为第一，取代以扫的位置，击败以扫，超过他。次子总是被落后的感觉激励着，他努力超越他人，因此也总是能够成功。这就是为什么次子往往比长子更有才华，更成功。我们不能简单地将这个结果归功于遗传，如果他发展得更好，那是因为他付出了更多的努力。即使当他长大并走出家庭，他也经常设定一个前行的目标，与一个比自己更优秀的人进行比较，然后努力超过他。

　　这些特性不仅体现在我们清醒的日常生活中，还体现在我们个性的各种表现中，甚至在我们的梦境中也可以轻易地被发现。比如，长子往往会做关于坠落的梦。他们位居顶峰，然而对自己能否保持这种优势缺乏信心；而次子常常梦见自己在进行比赛，比如在梦中追逐火车，参加自行车比赛。这种在梦中的紧张感和急迫感足以让我们判断这个人是次子。

　　然而，我们必须承认，世上没有一成不变的规则。并非只有真正的长子才会表现出长子的特性。重要的是他们所处的情境，而非简单的出生顺序。在大家庭中，后出生的孩子有时也会扮演长子的角色。比如，可能前两个孩子相差的年龄很小，然后在第三个孩子出生前间隔了很长一段时间，随后又出生了两个孩子。这第三个孩子就可能展现出所有长子的特征。次子也是如此，一个典型的次子可能出现在第四五个孩子以后。只要有两个孩子在一起成长，与其他兄弟姐妹间隔开来，他们就会展现出长子和次子的特征。

　　有时候，长子会在这场竞赛中失败，那么很快就能发现长子身上的问题。有时候，长子能保持住自己的地位，抵挡住弟弟妹妹的挑战，那么次子就会出现问题。当长子是男孩、次子是女孩的时候，长子所面临的处境就会异常困难。他可能会被一个女孩超越，这在现今的社会环境下是多么令人羞愧的一件事。男孩和女孩之间的关系通常会比两个男孩或两个女孩之间的关系更紧张。在这场竞争中，女孩有着天然的优势，尤其在她16岁之前，她的身体和心理发展都会比男孩快。这时，长子很容易放弃抵抗，从而变得颓废和沮丧，他会寻找各种诡计和暗中使用手段来取得胜利，比如吹嘘或撒谎。在这种情况下，我们几乎可以肯定，女孩必胜无疑。我们会看到男孩陷入各种错误的道路，而女孩则能轻松解决问题，进步显著。

这样的困境也是可以避免的，但必须事先了解危险，并在造成损害之前采取防范措施。比如在一个平等和懂得协作的家庭环境中就不存在竞争的概念。孩子们没有理由把家庭成员当敌人，也就没有必要浪费时间去战斗，避免了不良的后果。

每一个孩子都会有弟弟或妹妹，每一个孩子都可能被其他孩子取而代之，但是家庭中最小的孩子总是能稳坐其位，无人能撼动。他没有弟弟妹妹，周围总是和平安宁的。他是家庭的宠儿，也许是最被宠溺的那一个。他有着被宠爱的孩子的所有问题，但是，由于接受了无数刺激，有了无数的竞争机会，最小的孩子往往会以一种特殊的方式成长，他们跑得比其他孩子都要快，最终能超越所有人。

在人类历史中，一直为最小的孩子保留着属于他的地位，从未改变。在人类最古老的故事中就记载着最小的孩子超越其兄弟姐妹的传说。事实上，最小的孩子处于一个非常有利的地位。他往往能得到父母和兄弟姐妹的帮助；他也接受了很多关于野心的刺激和驱使他前进的力量；没有人在背后威胁他或者分散他的注意力。这样的优势让他们很容易超越其他人，成为家庭中的佼佼者。

然而，我们也观察到，问题儿童中的第二大群体正是家庭中最小的孩子。主要原因往往在于家庭过度溺爱他们，这使得被宠坏的孩子们永远无法学会独立，永远不具备靠自身力量取得成功的勇气。最小的孩子总是充满了野心，但反观那些最有野心的孩子们往往是那些最懒散的孩子。懒散本质上是野心背后失落感的体现，野心太过强烈，以至于无法看到实现这些野心的可能性。有时候，最小的孩子往往会否认他们有任何特定的野心，但这其实是因为他们希望在所有方面都卓越无比，他们渴望的是无拘无束、独一无二的生活。同样，自卑感体现在最小的孩子身上也就不难理解了，因为周围的人无一不比他们更年长、更强壮且经验更丰富。

独生子女也有他们自身独特的问题。他们的竞争对手并非兄弟姐妹，而是父亲。独生子女深受母亲的宠爱，母亲害怕失去他们，希望他们一直在自己的视线之内，这让他们产生了所谓的"恋母情结"。被捆绑在母亲围裙下的独生子女总是企图将父亲排除在家庭的画卷之外。只有当父母同心协力，共同引导孩子，都对他保持关注时，这种情况才可能得以改变。但是，大多数情况下，父亲的关注度都比母亲要低。

独生子女与家中长子有许多相似之处：试图征服父亲，倾向于与年长者为伍。独生子女通常害怕将来会有兄弟姐妹出现。当有朋友调侃说"你应该有一个小弟弟或小妹妹"时，他们往往会对此做出强烈反应。他们希望自己永远是所有人关注的焦点，甚至确信这是他们应得的权利。一旦他们的地位受到挑战，他们就会深深感到不公。在将来的生活中，一旦他们无法成为众人关注的焦点，就会遭遇许多困难。他们的成长过程中还存在着另一个潜在的风险，那就是胆怯。如果不是因为生理原因而导致父母无法生育更多的孩子，那么还是要尽力解决独生子女的问题。常见的情况是，独生子女本可以生长在一个有更多孩子的家庭中，但他们的父母过于胆小、悲观，认为自己无法承担生育多个孩子的经济压力，这种焦虑感往往会影响孩子的成长。

假如孩子们出生的时间间隔太远，每个孩子都可能展现出一些独生子女的特性，这并不是一个理想的成长环境。我经常被问及："你认为家庭中孩子之间的最佳出生间隔是多少？""孩子们应该连续出生，还是应该有较长的间隔？"依据我的经验，我觉得最佳的间隔大约是三年。当一个孩子三岁时，家中即使迎来新的生命，他也已经能够适应这种改变。他那时已足够聪明，可以理解一个家庭可以有多个孩子的事实。如果他只有一岁半或两岁，那么根本无法与他进行有效交流，他就没有办法理解这个事实，那么我们也就无法正确地帮助他做好迎接新的家庭成员的准备。

在一个全是女孩的家庭中，唯一的男孩将会经历一段艰难的成长历程。在这个全是女性的家庭生活环境中，父亲很少在家，而男孩的世界只有母亲、姐妹和女管家。他会认为自己是个特例，而在孤独中成长。这种感觉尤其会在被一群女性批评、指责时更为强烈。女人们认为大家必须共同教育他，或者以此证明作为家中唯一的男性他没有什么可值得骄傲的。这种环境充满了敌意和竞争，如果他排行中间位置，他可能会陷入最糟糕的境地——两面受敌；如果他是长子，他可能会被一个强烈的竞争者追上，这个竞争者还是一个女孩子；如果他是最小的孩子，他可能会被过度宠爱。在一个全是女孩的家庭中长大的男孩，其人格类型通常无法得到外界的欣赏。当然，他可以通过参与更广泛的社交生活，与其他孩子接触来解决这一问题。否则，如果他一直夹在一群女性中间，很可能会成长为一个具有女孩气质的人。

纯粹的女性环境和男女混合的环境截然不同。这就好比一个公寓，没有什么规则，可以根据居住者的喜好自行布置，那么你可以确信，单纯的女性公寓会是整洁有序，颜色搭配得体，连诸多细节都得到了谨慎对待的样子。然而，这间公寓但凡有男性同住，那么环境一定不可能那么整洁，会出现家具破损、装修粗糙、噪声连连的现象。在一群女孩中长大的男孩，他们的品位和人生观可能会带有明显的女性化特征。当然，还有一种可能，他可能会坚决反抗这种女性化的环境，尽全力展现他的男子气概，甚至会为此始终保持警惕，以防被女性主导。他对必须证明自己的独特性和优越性有着十分强烈的紧迫感，但这也意味着他将始终在紧迫感中度过他的成长岁月。这样的孩子可能会走向两个极端，要么成为强大的领导者，要么变成一个无比温顺的"小绵羊"。这是一个值得探讨的议题，尽管并不常见，在我们深入研究之前，需要有更多的案例作为参考。同样，在全是男孩的家庭中成长的女孩，也可能会产生强烈的女性化或男性化特质。她可能一生都会被不安全感和无力感所困扰。

　　我在研究成年人时发现，他们的早期童年经历会在其生命中留下深远的影响。他们在原生家庭中的地位为他们形成的新的生活方式镌刻了深深的印记。每一个成长中的困境都源于家庭中的竞争和合作的失衡。如果我们审视我们的社会，问为何竞争和角逐是社会生活最显眼的部分——实际上，不仅仅是我们的社会，甚至是整个世界——那么我们必须承认，人们无论身在何处，都想要获得成功，都在尝试超越他人。这种目标往往是早期童年训练的结果，是那些体验不到家庭氛围的孩子们在竞争和努力的成长历程中形成的。只有教导孩子们学会与人合作，才能消除这些弊端。

第七章　学校影响

1

学校可以被视为家庭的延伸。如果父母能够尽职尽责地培养孩子，有效地协助他们处理生活中的问题，那么学校教育可能就无关紧要了。在许多文化中，孩子们都只在家庭环境中接受教育。例如，一位工匠会将自己的技艺教给儿子，与儿子分享他自己从他的父亲那里以及实践中学到的知识和技能。然而，现代的文化给我们带来了更为复杂的挑战，学校成为一种必要的机构，学校教育无疑减轻了父母的工作压力，并继续完成他们未完成的教育任务。现代社会生活所需的教育水平已经超出了我们在家庭环境中能提供的教育的范围。

美国的学校尽管没有像欧洲的学校那样经历过完全的发展阶段，但我们仍能从中看到权威主义传统的痕迹。在欧洲的早期教育历史中，只有亲王和贵族才有机会接受学校教育，他们被视为社会中唯一有价值的成员，而其他人只需要安分守己，是不会被赋予更高的期待的。后来，随着社会的发展，这种限制得到了扩大，教育被宗教机构接管，少数被选中的人可以学习宗教、艺术、科学，以及接受专业训练。

然而，随着工业技术的出现和发展，原有的教育形式不再适应社会形式的发展。于是，在持续了很长一段时间的斗争后，我们争取到了更广泛的受教育权利。在乡村和小城镇的学校中，教师往往由鞋匠和裁缝担任，由他们手握教鞭，教育的效果可想而知。只有宗教学校和大学才提供艺术和科学教育，有时皇帝都没有接受过基础教育。然而现在，社会发展到连普通工人都需要掌握阅读、写作、计算和绘图等技能的地步，这为我们现今所熟知的公立学校的诞生奠定了基础。

然而，公立学校始终是依据政府的理想设立的，而政府的目标是培养出顺从的公民，以便更好地为上层阶级服务，或成为军人。学校的课程设计也是为此目标而调整的。我自己还记得在奥地利的某个时期，这些情况在一定程度上仍在继续，底层培训的目的是让底层变得更顺从，更适应与自身身份相匹配的任务。人们越来越认识到这种教育类型的局限性。随着自由的思想萌芽和工人阶级的力量增强，人们提出了更高的要求，公立学校也因此做出了调整。

如今，教育的主要目标是让孩子学会独立思考，让他们有机会深入了解文学、艺术和科学，进而为人类文化做贡献。我们对教育的期望不仅仅停留在培养能够谋生或找一份工作的孩子，而是期望培养出社会的伙伴，期望培养出平等、独立、有责任心的人参与到我们共同的文化事业中。

2

　　所有推动学校改革的人，无论是有意还是无意的，都在寻求一种方法，以提高社会生活中的合作程度。这正是性格教育背后的目标，如果从这个角度去理解，无疑是一个正确的需求。总之，教育的目标和方法尚未被完全理解。我们必须找到那些能够教导孩子们不仅为了生计，还为了为人类做贡献的教师。他们必须理解这项任务的重要性，并接受适当的训练以完成它。

　　性格教育还在试验阶段。我们还不能把它教条化，因为到目前为止，还未进行过严肃而权威的性格教育尝试。即使在学校，这种尝试结果也不尽如人意。那些在家庭生活中遭遇失败的孩子们在被送入学校后，教师尽管给予其多次训诫和警告，仍旧无法根除他们的问题。我们似乎只能培训教师去理解并帮助学生在学校中的发展，其他别无选择。

　　在我个人的工作中，我尤其重视这个方面，我相信维也纳的许多学校在这个领域都领先于其他地区的学校。在其他地方，虽然有精神科医生定期给孩子们提供建议，但如果教师不理解或不同意执行这些建议，又有何用处呢？精神科医生顶多每周或每天来看望孩子一两次，并不能真正了解孩子的环境、家庭和学校生活。最多会为孩子们写一张建议单，建议孩子改善饮食或接受甲状腺治疗，最多还会给教师以提示来特殊对待某些特定的孩子。然而，如果教师不明白这些建议背后的目的，也不知道如何避免犯错误，根本就无法有效执行这些建议。除非教师能够全面理解孩子的性格，否则他们无法帮助孩子。我们需要精神科医生和教师之间密切配合，教师必须掌握精神科医生所知道的所有内容，这样在对孩子的问题进行讨论后，他就可以自行处理，不需要进一步的帮助。哪怕出现任何意外，他也应该知道如何处理，就像精神科医生在场一样。最实用的方式似乎是设立咨询委员会，就像我们在维也纳所做的那样。我将在本章的末尾详细描述这种方式。

孩子初次入学时，他所面临的是社会生活中的新挑战，这个挑战将暴露他的成长过程是否有任何偏差。他现在必须在比以前更广泛的领域中与人合作，如果他在家中被过分宠爱，可能不会愿意跨出他舒适的生活圈，与其他孩子一起玩。因此，我们可以从他在学校第一天的表现看出一个被宠溺的孩子的社会感觉是如何受限的。他可能会哇哇大哭，祈求回家；他对学校的任务和老师没有丝毫兴趣；他不愿意倾听他人，因为他关注的一直是自己。显而易见，如果他继续只关注自己，学校生活将会一败涂地。父母经常告诉我们，他们的孩子在家里不会闹事，只有在学校才会出问题。我们可以就此推测，这个孩子一定在家里享有特殊的优待。在家里，他没有面临任何挑战，也就不会有行为上的偏差。然而，在学校，没有人会宠爱他，他感到这本身就是一种失败。

曾经有这样一个小男孩，从他踏入学校的第一天开始，就对教师的每一句教导嗤之以鼻，对任何学校活动也无动于衷，以至于人们误以为他有智力上的问题。在一次对话中，我曾经问他："人们都在疑惑，为什么你总是对学校的一切不屑一顾。"他的回答让我大吃一惊，他说："学校不过是父母们编织的一个玩笑，他们将我们送入学校，就是在捉弄我们呢。"他在家中时常被戏弄，以至于他坚信每一种新的环境都只是对他的又一次恶作剧。我努力向他解释，指出他过分强调自己的尊严了，并不是每个人都想嘲弄他。结果，他重新认识了学校生活，并取得了明显的进步。

教师的任务不仅仅是教导知识，更是要注意孩子们所遇到的问题，纠正那些来自父母的误导。教师发现有些孩子已经对广阔的社会生活做好了准备，并且已经在家庭生活中接受了相应的教导，这让他们对人与人之间的交往产生了浓厚的兴趣；而有些孩子尚未做好准备，他们在遇到问题时会犹豫不决，甚至会选择逃避。那些明显落后，又不属于智障者范畴的孩子，他们会在如何适应社会生活这个问题上持续犹豫不决。教师在这种情况下就能发挥其最大的作用，帮助孩子适应这个全新的陌生环境。

　　然而，如何才能帮助孩子呢？教师恐怕必须去扮演一下母亲的角色——将孩子的心与自己联系在一起，激发他的兴趣。孩子对未来的适应性完全取决于他的兴趣所在，而严厉的责骂或惩罚一定不利于他对某事产生兴趣。对于那些在学校里与老师和同伴很难建立联系的孩子，批评和责骂只会让情况恶化，让他更加坚信，他对学校的厌恶是正确的。

　　我必须承认，如果我是一位在学校中常被指责的孩子，我也会将我的兴趣从教师身上转移开，然后寻找新的环境，尽可能地避开学校的束缚。正是因为对学校充满反感，孩子才会逃课、成绩不佳、愚笨和难以相处。然而他们其实并非真的愚笨，在为不去学校而百般寻找借口或伪造家长信件时，他们总是能表现出惊人的聪明才智。这样的孩子，一旦在学校之外遇到了其他逃课的孩子，就会从他们身上获得认同感，因为从他们那里所得到的远胜过学校里的一切。他们所感兴趣的圈子、承认他们自身价值的地方，不是学校的教室，而是街头的帮派。在这样的环境下，我们便了解了那些没有被班级所接纳的孩子是如何逐步被激化、被驱使走向犯罪道路的。

　　如果一位教师想要引导孩子的兴趣，那么他必须先去理解孩子原有的兴趣所在，并让孩子相信他可以在这个兴趣上获得成功，在其他领域也可以获得同样的成功。当一个孩子对某个兴趣有了信心，在其他方面也更容易受到鼓舞。因此，我们首先要理解孩子是如何看待这个世界的，他最重视的、得到训练最多的感官又是哪一个。有的孩子最喜欢观看，有的孩子最喜欢听，还有的孩子最喜欢动。视觉型的孩子更容易对需要用眼睛观察的课程产生兴趣，例如地理或者绘画。如果教师只一味地讲课，他们可能听不进去，因为他们的听觉注意力并不强。如果这样的孩子没有机会用眼睛去学习，学业就很容易落后。

他们可能会被误认为缺乏天赋，然后将原因归咎于遗传。然而，如果真有人需要负责，那么最该负责的应该是未能找到以正确的方式激发孩子兴趣的教师和父母。我并非主张应当针对每个儿童进行个别化教育，但是我确信，对某一兴趣的高度培养可以推动孩子对其他兴趣的探索与发展。

如今，已有一些学校开始尝试以一种吸引各种感官的方式来教授课程了。例如，塑造和绘画就被整合进了学校课程，这是一个值得我们鼓励和推广的教学趋势。最佳的教学方法应当是让课程内容与生活密切相关，让孩子们看到学习的目的以及所获知识的实际价值。

人们常常提出这样一个疑问：教育应致力于传授知识，还是教导孩子独立思考？在我看来，这两者并不冲突，反而应当互为补充。例如，我们可以通过让孩子们设计房屋的方式教授数学，让他们计算所需木材的数量，预估可能的居住人数，等等。

很多课程其实是可以并行教授的，我们可以找到连接生活各个方面的专家。比如，教师可以和孩子们一起外出，探索他们最感兴趣的事物。在此过程中，他可以趁机教授孩子们理解植物及其结构，认识植物的演化与用途，理解气候的影响，了解国家的地理特征，学习人类的历史，而这几乎涵盖了生活的每一个方面。当然，前提是，教师必须真心对孩子们感兴趣。如果做不到，那么对孩子们的教育便无从谈起。

3

在当前的教育体制中，我们发现孩子们首次踏入学校的时候会做足竞争的准备，而不是为合作做准备。而后在整个学生生涯中，他们所接受的都是关于竞争的训练。这对孩子们来说无疑是一场灾难，如果他们拼尽全力去竞争，力求超越他人，结果仍然失败，那么他们就会陷入失落、放弃挣扎，最后一蹶不振。无论哪种情况，他们首先关注的都应该是自己，这并非为了为集体做贡献，也并非为了帮助他人，而是为了获取自己应得的一切利益。班级本应该是一个理想和谐的整体，每个学生都应该是这个整体的平等组成部分。

只有当孩子们是抱着合作的目的来接受训练时，才会对彼此产生真正的兴趣，并享受合作带来的乐趣。我亲眼见过很多被标为"难以处理"的孩子，他们的行为态度因同伴的兴趣以及与同伴的合作而发生了彻底的改变。其中有一个孩子的例子特别值得一提，他的家庭让他感觉每个人都心怀敌意，于是他预感学校中的每个人都会对他心怀敌意。这导致他在学校的表现相当糟糕，父母得知这一情况后就在家中对他实施惩罚。这种情况太常见了，孩子因在学校被评为不良学生而被老师责罚，当他把这个评价带回家后，又一次受到了父母的责罚。不良的评价本身就已让孩子陷入沮丧，双重的惩罚更是雪上加霜，也难怪孩子的成绩会每况愈下，成为班级里最令人不安的存在。最后，他有幸遇到一位愿意去了解情况的老师，这位老师向其他的孩子解释说，他习惯了把每个人当敌人，然后请求大家的帮助，与他做朋友。此后，孩子的行为和学习进步都取得了令人难以置信的改变。

很多时候，教师和家长总会发出这样的质疑，是否真的能培养出理解他人、乐于助人的孩子。我的经验告诉我，孩子们往往比成年人更具备理解他人的能力。我就曾遇到过这样一个情况，一位母亲带着她两岁的女儿和三岁的儿子来到我这里。小女孩爬上了桌，母亲立刻吓得不知所措，焦急地喊道："下来！快下来！"小女孩却并未理会。然后，三岁的男孩说："你就待在那儿吧！"小女孩立刻就下来了。显然，小男孩比母亲更懂这个妹妹，知道该怎样与她沟通。

为了提升班级内学生们的团结协作能力，常有人建议孩子们进行自我管理。然而，我认为，这种尝试必须在教师的指导下谨慎进行，从而确保孩子做好充分的准备。否则，我们很可能会发现，孩子们并不会认真对待自我管理，反而将其视为一种游戏。结果，他们的这种自我管理可能会演变成一种比教师管理更严格、更苛刻的方式，甚至会利用这种方式来争夺权力、相互打压、排除异己，从而争取优势地位。因此，在实施这种方式之前，教师应该仔细观察并给予建议。

如果我们想了解一个孩子当前的心智发展水平、性格以及社会行为，难免需要进行一些测试。有时候如智力测试之类的测验，的确能挽救一个孩子。我曾见过这样一个例子，有个男孩在学校的成绩十分糟糕，老师甚至考虑将他降级。然而，经过智力测试后，结果表明他其实是可以升级的。但是，我们必须认识到，一个孩子的未来发展潜力是绝对无法预测的。智商只能帮助我们了解这个孩子大概遇到了什么困难，进而找到克服这些困难的方法。根据我的个人经验，如果我们找到了正确的途径，只要不是存在智力缺陷的孩子，智商是有可能提升的。总结发现，当孩子们可以接触智力测试，掌握其中的技巧，并积累一定的测试经验后，他们的智商就会提高。因此，智商不能被当作决定孩子未来成就的命运或遗传密码。

孩子本身或孩子父母最好也不要知道孩子的智商，因为他们往往对测试的目的并不了解，反而会把得到的测试结果当成对孩子智力的最终评价。在教育过程中，最大的难题并不是孩子潜在的局限性，而是他们自己认定了自己的局限性。如果孩子得知他的智商较低，很可能会因此而失去希望，认为成功遥不可及。因此，在教育中，我们的重点应该是增强孩子的信心和兴趣，消除他们在理解生活的过程中为自己设定的限制。

　　学校的成绩报告也应如此处理。教师可能认为不良评价可以激发孩子的斗志，让他们继续努力。但如果这个孩子有一个严厉的家庭环境，那么这份报告可能会让他感到恐惧不堪，甚至会让他选择逃避，或者篡改报告。在一些极端情况下，甚至会让孩子选择自杀。因此，教师在给出评价时必须考虑到一切可能的后果。教师虽然对孩子的家庭生活及其对孩子的影响没有丝毫责任，但必须给予重视。一旦孩子的家庭对成绩有严格要求，那么一个差劲的成绩报告可能会引发家庭争端。如果这时教师能更为宽容和仁慈一些，孩子很可能会深受鼓励，继续努力以求成功。当孩子接二连三地接到不良成绩报告，就有可能被所有人定义为差等生，然后自己也开始相信这就是他的现状，且是无法改变的现状。然而，事实是，即使是表现最差的学生也有可能取得学业进步。历史上有许多例子可以证明，成绩落后的孩子，只要重拾勇气和热情，也有可能做出伟大的成就。

　　有趣的是，即便不需要任何报告，孩子们也能对彼此的能力做出一个相当准确的评估。他们清楚地知道谁擅长算数、谁擅长拼写、谁擅长绘画或体育运动等，并可以准确地为自己定位。然而，他们最常犯的错误是认为自己永远无法做得更好，一旦落后于人，便认为永远也赶不上了。一旦孩子深信这样的观念，那么这种观念将如影随形地伴他走入未来生活。即使在成年后，他也会不断地将自己与他人的位置相对比，然后认定自己不如人。

事实上，学校里的大多数孩子在所有的年级排名中都大致处于相同的位置，无论名列前茅的、位居中等的还是垫底的，都会大致保持不变，但我们不能就此认为他们的优势或劣势已定。这只能反映出他们为自己设定的限制、乐观程度和参与活动的范围。实际上，曾经在班级中排名末位的孩子也可以突破自我设限，取得显著的进步，这并非罕见的事情。因此，孩子们应该意识到自我设限是一种错误，同时，教师和孩子们都应该摒弃这种迷信观念，即孩子是否进步与遗传有关。

4

在教育领域中，最糟糕的误区莫过于坚信遗传因素决定了个体发展的可能性。这种观念给教师和家长提供了推脱教育责任的借口，从而不再进行任何努力。我们必须坚决反对任何试图规避责任的尝试。如果教育者将性格和智力的全部发展归咎于遗传，那么我们还能对该职业作何期待呢？反之，如果他明白自己的态度和付出的所有努力都能对孩子有所影响，那么他就不能再借助遗传这一观点来逃避责任了。

在此，我所讨论的并非身体上的遗传。关于身体器官的遗传缺陷，其存在是无可争议的。这种遗传性缺陷对心智发展的影响，我相信只能在个体心理学的范围内去理解。孩子会在自己心中对其器官功能的作用程度有一个清楚的了解，并根据他对残疾的判断来限制自己的发展。影响精神的并非缺陷本身，而是孩子对自己的缺陷的态度以及由此而产生的训练。因此，如果一个孩子有任何器质性的残疾，必须让他明白，这并不会在智力或性格上给他带来任何限制。之前我们已经探讨过，同样的器质性缺陷可以被视为更加努力和更加成功的驱动力，也可以被视为阻碍发展的某种障碍。

起初，当我提出这种观点时，许多人指责我的观点不科学，认为我只是在推行个人主张，而非事实。然而，这个结论是基于我的个人经验而来的，而且支持这一结论的证据也日益增加。现在，许多精神科医生和心理学家也开始接受这个观点，认为性格具有遗传性的观念其实可以被视为一种迷信。这种迷信观念已经存在了数千年。每当人们试图逃避责任、对人类行为持有命运论观点的时候，性格来自遗传的理论就自然而然地被接受了。它的最简单的形式，即认为一个孩子在出生时就已经注定是好是坏了。这种观点其实是很荒诞的，唯有那些有着强烈的逃避责任的欲望的人才会坚持这一说法。善与恶，就像其他性格特征一样，只在社会环境中才有意义；是在特定的社会环境中，与同伴一起训练和成长的结果；隐含了一个判断，"有利于他人的福利"和"反对他人的福利"。孩子在出生之前没有经历过社会环境，何谈善恶。从出生那一刻起，他才有了向哪一方发展的可能。他选择追求的道路取决于他从环境和自身得到的某种印象和感觉，以及他对这些印象和感觉所做出的解释。最重要的是，这都取决于他接受了何种教育。

对精神或心理方面的遗传理论，尽管证据并不十分明显，也是一样的道理。在心理功能的发展过程中，兴趣是最重要的驱动力。我们已经看到，对兴趣的妨碍并非源自遗传，而是来自挫败感和对失败的恐惧。毫无疑问，大脑的结构在某种程度上受遗传的影响，但大脑只是心灵的媒介，而非心灵的源头。只要缺陷不过于严重，还能以我们现有的知识进行修复，那么通过训练，大脑就可以弥补这些缺陷。在每一个才华横溢的人背后，我们看到的并不是某种特别的遗传因素，而是持之以恒的热忱和训练。甚至在我们观察到的那些培养出几代社会优秀人才的家庭中，也大可不必将他们的成就归结为遗传。相反，我们可以此推测，家庭中一个人的成功可能会刺激其他成员，而家庭中代代相传的某些传统也让孩子们比别人更有机会追随自己的兴趣，并通过持续的练习和实践加以提升。例如，我们得知伟大的化学家李比希是一位药剂师的儿子，但我们无法将他的化学才华归功于遗传所得。因为我们知道，他有着别人所无法拥有的接触化学的家庭氛围和培养化学兴趣的机会，在他年纪很小，同龄人还对化学一无所知的时候，他已经对自己今后所从事的专业有了深厚的了解。莫扎特的父母热爱音乐，但莫扎特的音乐天赋并非遗传所得。他的父母希望他对音乐产生兴趣，所以予以全力支持。从他幼年时起，他就已经身在充满音乐的环境中了。我们常常在杰出人物的生平中发现这样一个事实：某人在四岁时就开始弹钢琴，某人从小就开始为家庭成员写故事。他们在坚持兴趣这方面展现出坚韧不拔的勇气，没有丝毫的迟疑和退缩。

如果教师本身深信人类发展的极限是注定的，那么他将无法成功地瓦解一个孩子为自己所设的限。他可能会找到一种平和的方式，对孩子说"你没有数学天赋"，但这只会使孩子感到沮丧。我自己就曾有过这样的经历。我在学业初期一直苦恼于数学学习，然后深信我并不擅长数学。幸运的是，有一天我竟然解开了一个连老师都束手无策的难题，这令我吃惊。那次小小的成功推翻了我对数学的既往看法，我从此爱上了它，并抓住每一个机会提升数学能力。结果我成了学校里数学最优秀的学生之一。这个经历让我更加确信天赋理论的错误。

5

即便在人头攒动的班级里，我们仍能观察到学生们的个体差异。只有理解了他们的个性，才能更好地教导他们，因此不能将他们视为一个同质的群体。然而，过于拥挤的班级确实不利于发现孩子们的特质，甚至一些孩子的问题会被彻底掩盖而难以得到妥善的处理。教师应对每一个学生都有深入的了解，否则无法引发孩子的兴趣并建立合作意识。个人认为，如果学生能被同一位教师连续教导几年，那将很容易发现他们的特质。在一些学校里，教师每隔几个月就会更换一次，根本没有足够的机会让教师深入了解孩子们，观察他们的问题，追踪他们的发展。如果一个教师能与同一批孩子共度三四年，那么能找出并纠正孩子行为模式中的问题的概率就会大大增加，同样，他也更容易在班级中建立一种合作的环境。

跳级对于学生来说并不是一种优势，这往往会让他因承受更多不切实际的期望而备受压力。如果一个孩子与他的同班同学年纪相差较大，或他比班上的其他孩子发育得更快，我们可以考虑让他跳级。然而，如果这个班级如我所建议的那么团结，那么有这么一个榜样成员存在，会对其他人有所裨益。在一个班级中，杰出的孩子往往可以加速整个班级的进步，将这些学生从日常任务中剥离出来对其他成员是不公平的。因此，不如让他们多参与其他活动，培养他们的课外兴趣。他们在这些活动中的成功也会增强其他孩子的兴趣，激励其他孩子进步。

留级对学生而言情况更为糟糕，尽管教师们都会同意那些留级的孩子往往在学校和家庭中都存在问题。当然，也并非所有情况都如此，少数孩子确实可以通过留级得到改进，而不会生出新的问题。然而，大多数留级的孩子总是滞后且问题频发的。他们在同伴中往往有着较差的口碑，自己对此也持有悲观的看法。这是一个棘手的问题，在现行的学校体制下，我们无法避免让学生留级。一些教师曾尝试过利用假期让学生认识到他们的错误，从而避免留级，一旦错误被认识并加以改正，学生就可以顺利地跟上新学期的课程。到目前为止，这是我们能真正帮助滞后学生的唯一方式，只有让他认识到自己对自身能力预估的错误，才可以放手让他努力提升。

我还目睹了一种普遍趋势，即孩子们通常被划分到不同速度等级的班级。由于我的经验主要来源于欧洲，无法确定这个趋势是否也在美国行业普遍存在。在慢班里，会发现孩子们往往智力发展较慢或家境贫寒，而在快班里，更多的是来自富裕家庭的孩子，这显然不是个好现象。在贫困家庭中，孩子们的学前准备往往不尽如人意，父母也面临着种种困难，可能没有足够的时间来教育孩子，或者自身的教育水平不够，无法提供足够的帮助。我并不赞同将没有做好上学准备的孩子们归类到慢班里。一位经验丰富的教师应该知道如何弥补他们的不足，并且这些孩子自身也会从那些已准备充分的孩子身上受益。如果他们被归类到较慢的等级中，他们很快就会意识到这意味着什么；而被归类到快班的孩子们也会意识到这一点，进而产生优越感。这种情况极易导致慢班的孩子们产生挫败感，从而不再做任何努力。

从理论上讲，我支持男女同校。这是让男孩和女孩更好地了解彼此，并学习与异性合作的绝佳方式。然而，那些认为男女同校可以解决所有问题的人，其实正在走入一个严重的误区。男女同校有其独特的问题，除非能正确识别并妥善处理这些特殊问题，否则男女间的隔阂可能会比之前更大。例如，最显著的一个困难就是，16 岁以前，女孩通常比男孩更早熟。如果男孩不了解这一点，可能会对自我价值产生疑惑，并为此困扰。亲眼看到自己被女孩超过是一件十分沮丧的事。在接下来的人生中，他们可能会害怕与女性竞争，因为曾经失败的阴影挥之不去。支持男女同校并了解问题所在的教师可以在此环境下取得成果，但如果他并不完全赞同这种做法，也对此不感兴趣，那么他注定要失败。

还有一个问题，如果孩子们无法得到恰当的教育，或缺少监督，那么将引发性困扰。性教育在学校中是一个复杂的问题。教室并不是一个适合开展性教育的地方，如果教师对全班进行讲解，那么可能无法确保每个孩子都得到了正确的理解。这种讲解可能会激发一些孩子对性的过度好奇，而他们本身并没有做好准备，或者根本不知道如何将这些知识融入他们的生活中。当然，如果一个对这个问题有更多疑问的孩子私下向教师请教，那么教师应该给予他真实和直接的答案。这样，教师就有机会了解孩子真正想了解什么，并引导他走向正确的解答。但过于频繁地在班级里讨论性的问题，可能会给一些孩子造成误解，以至于将性当作一件无足轻重的事情来对待，这是不应该的。

对于接受过专业训练的观察者而言，辨别一个孩子的性格类型和生活习惯并不难。孩子们的合作意愿可以通过他们的体态、眼神、听力，以及他们与同伴保持的距离、交友的难易程度、注意力和专注度等多种方式体现出来。假如一个孩子总是忘记作业，或者遗失课本，那么我们可以就此推测他对学习的热情并不高。我们的任务就是找出他厌恶上学的原因。假如一个孩子总是避开其他孩子的游戏邀约，那么我们便可以察觉出他的孤独倾向和自我意识。如果一个孩子总是寻求在做功课时得到帮助，那么我们可以就此推测他缺乏独立意识，总是渴望得到他人的支持。

一些孩子总是在得到赞美和承认后才开始努力。尤其被溺爱的孩子，往往在获得教师的关注后才会在学业中表现优异。但是，一旦他们失去了这种特殊的关注，问题便随之而来。在没有观众的情况下，他们根本无法继续进步，他们的兴趣也会随之消退。这样的孩子往往很难过数学这一关。在被要求记忆规则或句子时，他们总能表现出色，但当需要自行解决问题时，他们就会感到困惑。这看起来是个小问题，但实际上，孩子这种持续寻求他人支持和关注的习惯，未来可能将成为他们人生中的一个巨大威胁。如果继续这种态度，成年后他们依然会渴求他人的支持。每当遇到问题时，他就会采取行动，强迫别人为他解决。他将过着只索取不付出的生活，也不会对他人的福利做任何贡献，只会沦为他人的累赘。

还有一种孩子，他们渴望成为他人关注的焦点。如果得不到这样的待遇，他就会捣乱，扰乱全班秩序，捉弄其他孩子，成为所有人的麻烦制造者。他们会从中找到乐趣，任何责备和惩罚都毫无意义。在他们看来，接受痛苦的惩罚好过被忽视。他们从中获取的快乐足以弥补惩罚所带来的痛苦。许多孩子在接受惩罚时反而会更坚持他们的行为，就像是一场游戏，比赛谁能坚持更久。最后，他们总是赢家，因为结果完全掌握在他们自己手中。因此，与父母或教师频繁斗争的孩子，常常会在受罚时用笑声代替哭声，以此训练自己承受痛苦的能力。

在我们的视野中，总会有懒散孩子的身影。但深入探究，你会发现，这种表面的懒散往往隐藏了对失败深深的恐惧，因此只能将与生俱来的野心放在幕后暗中挥舞。他们通过懒散以规避对自身能力的测试，逃避任何会导致失败的赛场。这个世界在他们眼中就像是一个能将其能力无限放大的舞台（即使他们从未证实过那些能力的存在），所以他们常常被一种"只要我愿意，一切皆有可能"的美好想象包裹。当失败来临时，他们便可以将其归咎于懒惰，而并非能力不足，以此保护他们脆弱的自尊。他们会对自己说："我只是不去做，不是不会做。"

对于这些懒惰的孩子，老师通常会有一套常见的解释，即只要他们愿意付出努力，就能取得显著的成就。然而，这种看似赞扬的言语反而加强了他们的逃避心理。既然他们什么都不做就能赢得这样的赞誉，那为何还要冒着失败的风险去努力尝试呢？何况，一旦摆脱了懒散的标签，便只能以真实的成绩来面对这个世界，就不可能轻易得到那样的赞美了。而且，这种懒散也确实能为他们赢得不少赞誉。因为他们一旦做出些许改变，就会受到他人的称赞，他人希望以此激发他们的积极性。这就像一个未曾打开的礼物，充满了可能性和期待。

我们还会发现一类孩子。他们在人群中十分耀眼，强大的存在感和影响力让他们总能自然而然地处于领导地位。我们的世界当然需要这样的领导者，但我们所需要的是那些为全人类共同利益谋福利的领导者，这样的领导者是十分罕见的。大部分领导者都是对统治他人和控制他人充满渴望的人，即只要与同伴一起行动，所有事务就必须由他主宰。在成长的道路上，两个同样有强烈领导欲望的孩子相遇，将是一场悲喜交加的壮观场面，因为不论悲剧还是喜剧，都将是一场力量的较量，每个人都会把自己当作主导者，试图统治对方。可惜，我们的社会并不需要太多这样的领导者，他们的专横和独裁也并不能带来真正的和谐和进步。

每一个孩子都是独一无二的，我们绝不打算将他们塑造为统一的类型，成为毫无灵魂的社会工具，我们只是希望防止那些日后可能导致失败与挫折的行为模式在他们的成长期就扎下根来，因为在这个时期，这些负面习惯相对较容易得到修正与预防。若任其发展，这些人格将对他们成年期的社会生活造成严重后果。童年时的错误与成年后的失败之间总有着必然的联系。那些从未学会与人合作的孩子，可能会陷入神经症、酒精依赖、犯罪或自杀的困境。那些曾经惧怕黑暗、陌生人或新环境的孩子可能会沦为焦虑症患者。爱哭的孩子可能会成为抑郁症患者。

在当今的社会中，我们无法接触到所有的父母并帮助他们规避教育上的错误，因为那些最需要建议的父母往往从未主动寻求过帮助。但我们可以接触到所有的教师，并通过他们接触到所有的孩子，从而纠正他们已经犯下的错误，并教育孩子们过上独立、勇敢且有利于社会合作的生活。我认为，这就是我们为人类的未来福祉所能期待的最大希望。

6

大约十五年前，我设立了个体心理学咨询委员会，并将那个目标作为指引。这个委员会在维也纳以及欧洲许多城市的设立都已证明了其存在的价值。尽管拥有崇高的理想和伟大的期望是件好事，但如果找不到正确的方法，所有的理想都将化为乌有。经过十五年的实践，我可以毫无保留地说，这些咨询委员会已经十分成功地为我们提供了处理儿童问题和将他们培养成负责任的成年人的最好途径。我深信，咨询委员会如果继续遵循个体心理学的原则，那么一定会取得更大的成功，但我也绝没有理由反对他们与其他学派的心理学家合作。事实上，我一直提倡应该与不同的心理学派联合设立咨询委员会，并将每个学派所取得的成果进行比较。

在咨询委员会中，在处理教师、父母和孩子的问题上有着丰富经验的心理学家会与学校的教师一同研讨他们在工作中遇到的问题。当他访问学校时，教师可以向他描述某个孩子的情况，也可以提出某些问题，如孩子是否具有懒散、好斗、经常逃课等情况或孩子是否存在偷窃、学习落后等问题。心理学家会针对具体情况分享他专业的观点并围绕孩子的家庭环境、性格和发展过程进行详细讨论。尤其应该关注孩子第一次出现问题的情况，这对找出问题的可能原因以及应对策略十分必要。由于他们都有着丰富的经验，往往很快就能达成共识。

在心理学家进行访谈的那天，我们希望孩子和他的母亲都能参与进来。当然，在此之前，我们首先应该决定与母亲交流的最佳方式，从而使她能更好地理解孩子遭遇失败的原因。我们往往从母亲那里可以获得更多有价值的信息。接着是心理学家和母亲展开讨论，心理学家会向母亲提出帮助孩子的建议。一般来说，母亲都会十分乐意参加这次咨询，并愿意与我们配合。如果她的态度并不十分明确，心理学家或教师会向她列举类似的案例，并由此引申出一些可以供她借鉴的结论，从而间接地帮助她教育自己的孩子。

随后，孩子也会被邀请参与进来。心理学家会与他交谈，但谈论的内容并不是他的错误，而是关于他当前所面临的问题。心理学家会找出那些阻碍孩子健康发展的观点和判断，比如他的自卑感、被轻视感，或者他觉得与其他孩子相比受到了不公平待遇，等等。心理学家不会指责孩子，而是与他进行友善的交谈，提供一个崭新的视角。如果心理学家有必要提及具体的错误，那么他会把它当作一个假设，然后邀请孩子对这个假设发表意见。对于不熟悉这种工作方式的人来说，他们常常会惊讶于孩子们究竟是如何理解并迅速改变态度的。

曾经在这个工作中受过培训的教师都对它保持着浓厚的兴趣。他们都认为这份工作非常有意义，以至于不会因为任何原因而放弃它。这份工作也让他们的学校工作变得更有趣，起到了事半功倍的效果。因此，没有人会把这项工作当成额外的负担。通常，只需半小时或者更短的时间，他们就能解决一个困扰他们很久的问题。这种方式提高了整个学校的合作意识，一段时间后，再没有严重的问题，只需处理些许的小错误。教师们实质上已经成为心理学家，他们学会了理解人格的统一性以及所有行为的连贯性。一旦日常教学中遇到了新问题，他们自己就能解决。事实上，我们希望所有的教师都能受到这样的训练，那么就不再需要心理学家了。

　　举个例子，如果某位教师的班级里有个懒散的孩子，他会引导孩子们讨论懒散的问题，然后趁机引发一系列问题："懒散是从何而来的？""它的目的是什么？""为什么懒散的孩子不去尝试改变？""应该改变什么？"孩子们会参与讨论并得出结论。懒散的孩子可能并不知道他就是这次讨论的起源，但他知道自己面临同样的问题，于是对此感兴趣，然后从这个讨论中学习到很多。如果他被直接攻击，他将一无所获；但作为旁听者，他会自行思考，然后改变观点。

　　没有人能像与孩子们朝夕相伴的教师那样了解孩子们的内心世界。教师见过各种类型的孩子，如果他擅长这份工作，就能与每一个孩子建立起联系。孩子在家庭生活中的错误是持续下去还是得到纠正，这都取决于他。就像一个母亲一样，教师是人类未来的守护者，他所能提供的服务是无法估量的。

第八章　青春期

　　有关青春期的书籍浩如烟海，几乎所有的书都将这个阶段视为一个危险的节点，因为一个人的性格正是在此阶段形成和改变的。青少年时期确实充满了各种危险，但它并不能真正改变一个人的性格。青春期为正在成长的孩子提供了新的环境和新的考验。他会觉得自己正在靠近人生的前线，以前的生活方式中从未注意到的一些错误可能在此时显现出来。然而，这些错误其实一直存在，有经验的人一眼就能看见它们。现在，这些错误只是变得更明显、更重要、不容忽视了。

　　对每个孩子来说，青春期都意味着一件事情：他必须证明自己不再是个孩子了。或许，我们可以说服他长大是个理所当然的事实，并不需要去证明什么，从而让他变得不那么紧张。但如果他认为自己必须证明这件事，那么他就会愈发地紧张。青春期的很多表现都源于想展示自己对独立、平等以及成年气质的渴望，这些表现的走向将取决于孩子对"成年"的理解。如果"成年"意味着摆脱控制，那么孩子首先要做的就是对所有的限制进行反抗。在这一时期，许多孩子开始抽烟、说脏话、晚上熬夜，有的甚至对父母做出出人意料的反抗。父母可能会对此大为不解，为何乖巧听话的孩子一夜之间竟变得如此叛逆。这种转变并不是在一朝一夕间发生的，表面上听话的孩子其实一直在对抗父母，只是现在，他拥有了更多的自由和力量，他觉得能够向父母表明自己的敌意了。一个一直以来被父亲压抑的男孩，表面上看起来安静而顺从，实际上他只是在等待一个报复的机会。一旦他认为自己已经足够强大，就会挑战父亲，打败他，然后离家出走。

大多数情况下，青春期意味着孩子会获得更多的自由和独立。父母不再觉得他们有权利时刻监视和保护孩子了。如果父母试图继续控制，孩子将更加努力地摆脱束缚。父母越是试图证明他们还是孩子，他们就越会为证明相反的事情而斗争。由此产生的对抗性态度便造就了"青少年逆反症"的典型现象。

1

我们无法为青少年期划定明确的时间界限。一般而言，这个阶段会从 14 岁左右延续到 20 岁左右，但有时候，10 岁或 11 岁的孩子也可能已步入青春期。青春期里，他们身体的每一个器官都在疯狂地生长和发育，有时候，身体各部分的功能会暂时显得并不那么协调一致。比如身高突飞猛进，手脚突然变大，这让他们不再像小时候那样灵活。这时，他们就需要锻炼各器官的协调能力，但如果这期间他们遭到了嘲笑和批评，他们就会相信自己真的如此笨拙。内分泌腺也在这一阶段的发展中发挥了积极作用，各器官的功能会逐渐增强。然而，这并非一种从无到有的全然转变，内分泌腺在胎儿期就已经活跃，现在它们只不过是分泌得更多，从而凸显出性别的第二特征。男孩开始长胡须，声音变得低沉；女孩身材丰满，更显女性特征。这些都是让青少年感到惶恐的现象。

2

有时候，一个对成年生活准备不充分的孩子，当面临社交、职业以及爱情和婚姻等问题时会感到十分恐慌。他觉得无法应对这些问题而丧失所有的希望。在社交方面，他会变得害羞内向，习惯避开人群，喜欢单独待在家里；在职业方面，他找不到自己感兴趣的工作，认为不论从事什么工作都会失败；在爱情和婚姻方面，他对异性感到困扰和害怕，与人面对面交谈，他会害羞得满脸通红、无言以对。就这样，他一天天地沦陷在绝望中。最后，他会觉得自己无法应对生活上的任何问题，世上也无人能理解他。他不愿看人，不想和人说话，也不想听人说话。他既不工作又不学习，总是沉浸在自己的幻想世界里。这是一种精神症状，是"早期痴呆症"的表现，但这种病症还不至于使其陷入疯狂，只是一种精神误导。如果能对他加以正确的引导，告诉他走错了路，并为他指出一条更好的道路，他是可以被治愈的。这并不容易，因为他的整个生活和他所接受的训练都必须被纠正，应用科学的方法而非私人的智慧，让他看到过去、现在和未来的意义。

如果孩子们在面临生活的三大问题时缺乏适当的训练和准备，那么青春期的所有危险就来了。比如，对未来感到恐惧时，他们自然会选择以最省力的方式应对。然而，这些省力的方式往往都是无效的。一个孩子越是受到命令、教诲和批评，他就越会感觉自己身处深渊边缘，我们推他越猛，他就逃避得越远。除非正确地鼓励他，否则所有的帮助都将是错误的，只会把他推向深渊。

在这个动荡的时期，一些孩子会渴望永远停留在童年无忧无虑的生活中。他们甚至故意以婴儿的语调交谈，亲近比自己年幼的孩子，像低龄儿童般装腔作势，极力给自己打造一个永恒的童年天堂。不过，大多数孩子还是比较倾向于以成年人的方式来迎接这个变化的，即便他们未必真正做好了准备。他们如果在未知的挑战面前显得勇气不足，就可能落入模仿成年人行为的误区：复制成年人的举止，挥霍金钱，品尝爱情和性的滋味，等等。更为严峻的情况是，那些对生活问题感到困惑却一味迎头而上的孩子，甚至会误入犯罪的歧途。在尝试犯过一次错误且未被惩罚后，他们就以为自己能再次逃脱法律的惩罚。犯罪是一种最简单粗暴的对抗生活的方式，尤其是对抗经济和生计问题。因此，14 岁至 20 岁之间的犯罪率呈现显著的增长。必须再次强调，这并非一个新的问题，而是青春期带来的更为剧烈的压力将孩子在成长过程中隐藏的所有缺陷都激发了出来。

那些不够活跃的孩子可能会选择神经症作为逃避现实的策略。在这个年龄段，许多孩子开始受到各种功能性疾病和神经紊乱的困扰。每一个神经症的症状都成为他们躲避生活问题的借口，同时帮助他们保留了自尊。当一个人遇到他无法以社会化方式解决的社会问题时，神经症症状就会自然浮现。这种困境会引发巨大的心理紧张。在青少年时期，身体对这种紧张反应尤其敏感，所有的器官都可能受到刺激，整个神经系统都可能受到影响。这种器官刺激又可被用作逃避和失败的借口。在这种情况下，一个人会开始自我设想，认为自己只不过是个无辜的受苦者，无须为任何事负责任。神经症的核心就是他的口头辩解，他总是宣称自己本意向善。他也深信社会感和解决生活问题所必要的是什么，他只有在犯病时才能逃开这个普遍要求。所以，神经症本身就成了他的理由，而他所表现出来的态度就是："我真心想解决所有的问题，但遗憾的是我无能为力。"对比之下，罪犯则公开表达他们的恶意，隐藏并压抑自己的社会感。对此，我们很难判定，究竟是动机善良但行为背离、自私、阻碍他人合作的神经症患者，还是公然敌对并努力压制社会感的罪犯对人类福利的伤害更大。

对许多处于青春期阶段的孩子来说，他们过去所体验到的父母无微不至的照顾是失败感的来源。他们曾经被过度呵护，由父母代为做出一切决策，但年龄渐长，这种过度关注逐渐消退，直到有一天发现自己已不再是众人眼中的焦点，他们便会将责任推向生活，责怪生活欺骗了他们，让他们的世界从一个温馨的人造温室变成了一片寒冷刺骨的荒野。这时，我们看到了一种令人困惑的现象，那些我们曾经抱有极高期望的孩子在学业和工作上陷入了困境，而那些在过去看似并不出色的孩子开始崭露头角，表现出惊人的潜力。其实这并不矛盾。或许，那些一度被视为未来之星的孩子一直恐惧着自己根本无法满足他人的期望。一路走来，他们只会接受他人的帮助和赞赏，但当需要独立面对生活时，他们退缩了，丧失了勇气。然而，另外一些孩子因独立、重获自由而受到激励，清晰地看到了实现梦想的道路。他们满脑子的新想法、新计划、创新的热情统统得到了激发，他们对生活中的所有细节都充满了兴趣和热忱。这些都是富有勇气的孩子，对他们来说，独立不代表困难和失败，而是意味着有更广阔的舞台去实现自己的价值和贡献。

那些在成长中曾被忽视和忽略的孩子，在与同伴建立更广泛的联系时，会期望着得到他人的欣赏和肯定，这让许多孩子完全沉浸在追求赞赏的欲望中。对于男孩来说，只一味地寻求赞扬，这本身就已足够危险了。对于自我评价较低的女孩来说，她们会把别人的赞赏当成证明自己价值的唯一方式，这很容易让她们成为那些懂得恭维的男人的猎物。例如，一个 15 岁的女孩，家境贫寒。她有一个身体虚弱的哥哥，自小就需要妈妈的额外关照，以至于女孩出生时，母亲无法对她投入过多的精力。进入童年后，父亲也患病了，这进一步减少了母亲能给她的关注。这一切使得女孩深深地理解了被关爱的含义，而这种东西是她在家庭中可望而不可即的。很快，她的妹妹出生了，恰好在这时，父亲的健康状况恢复，母亲便全身心地照顾新生儿。结果，女孩成了家中唯一一个被忽视、无法得到应有爱护的人。

她并没有因此而自暴自弃，而是表现得越来越好，在学校里也成为优等生。由于成绩优秀，她便在别人的建议下选择继续深造，去了一所陌生的高中。起初，她根本无法适应新学校的教学方式，成绩开始下滑。面对老师的批评，她的情绪愈发低落，她愈发渴望得到赞赏。然而，无论家庭还是学校，都无法及时给予她渴望的这种赞赏，那么她能向谁寻求呢？她最终把目标放在了能给予她赞美的男性身上。

几经波折后，她离开了家，和一个男人生活了 14 天。家人十分担心，拼命寻找她，但我们都知道，事情已经发展到无以挽回的地步。她很快就会发现，根本不会从这个男人那里得到渴望的赞赏，然后会对这一行为感到后悔。过去她的学习成绩一直很优秀，如果老师能注意到她对赞赏的强烈需要，并给予更多的关心，就不至于让她陷入如此困境。

　　还有一个例子，也是一个女孩，她的父母个性都很温和，但母亲原本盼望生个男孩，因此对女孩的出生感到失望。女孩一定能感受到自己的母亲并不尊重女性角色，她还曾多次偷听到母亲对父亲说："这个女孩一点都不吸引人。长大后一定没人喜欢她。"或者是："她长大后我们该怎么办？"她在这种充满恶意的环境中生活了十年，有一天，她发现一封母亲收到的信，信中对她生女这件事表达了安慰，并劝导她还年轻，有机会再生个儿子。

　　试想那位女孩在读到这封信后的心情。数月后，她在拜访乡下一位叔叔时，偶遇一个智力稍显不足的乡村男孩，然后坠入了爱河。后来，男孩离她而去，但她十分想要坚持这段恋情。当她找到我时，已经深陷情感纠葛，她尝试交往了很多男性，但始终未能找到一个称心如意的人，更未感受过真挚的赞美。她已经患上了焦虑性神经症，这让她无法独自走出家门。当赞赏不能让她满足时，她就会选择另外一种方式，就是用痛苦去折磨家人。她每日以泪洗面，以自杀相威胁，让全家鸡犬不宁。我们很难让这个女孩认清自己的位置，也很难让她相信，她在青春期时过度强调了对赞赏的追求，这无形中给她造成了巨大的心理压力。

3

　　青春期时，无论男孩还是女孩，都很容易高估性关系的重要性。他们想要证明自己已经长大，结果用力过猛。例如，一个和母亲争执不休的女孩，她坚称自己一直以来备受母亲的压迫，为了反抗，她就跟遇到的每一个男人发生关系。她并不关心母亲是否知道，事实上，如果母亲知道了，她反而更开心。因此，我们常常发现这样一种情况：一个女孩在和母亲或父亲吵架后，会冲到街上，和她遇到的第一个男人发生关系。这些女孩向来都是乖巧的孩子，受过良好的教育，根本没有人会预料到她们会做出这样的行为。我们可以理解的是，这些女孩并非罪恶滔天，她们只是还没做好充分的准备以应对这段敏感期。她们觉得自己处于下风，为了获取优势地位，只能孤注一掷。

　　许多被宠溺的女孩往往很难适应女性角色。在我们的文化中存在一种普遍印象，即男性优于女性，因此，她们对自己成为女性的想法充满了厌恶。然后，她们会用各种手段展示我所谓的那种"男性反抗"。有时，她们仅仅表现为对男性十分厌恶，进而会回避与任何男性的交往；有时表现为对男性十分喜欢，但和他们在一起时又会感到尴尬，于是不愿与男性交谈，不愿参加男性参与的聚会，对性问题总是心生恐惧。等她们长大后，她们经常坚称自己渴望结婚，但并不会主动接触异性，也不会与他们建立友情。在青春期，她们对女性角色的厌恶会更加强烈地表现出来。有的女孩会在行为上变得更加男性化，比如模仿男孩，而且她们还要模仿男孩的恶习，像吸烟、喝酒、说脏话、加入帮派，甚至大胆展示她们的性自由。

女孩们对这种行为的解释是，假若她们不这么做，便不会有男孩对她们感兴趣。对女性角色的厌恶更进一步的表现是同性恋、性偏好障碍和卖淫等。部分妓女从小就坚信，没有人会真心喜欢她们，认为自己命中注定就该扮演低贱角色，她们永远无法赢得男性真挚的爱情或关注。在这样的环境中，我们就理解了她们为何会自暴自弃，把性当成获取金钱的手段。对女性角色的厌恶并不是从青春期才开始的。从这些女孩身上我们可以发现，她们从小就讨厌当女孩，只不过在童年时期根本没有机会来表达自己的反感。

并非只有女孩受"男性反抗"的影响，那些过度强调男性特性的重要性、把男性视为理想，并怀疑自己是否有足够的力量实现这一理想的孩子们也会受到影响，无论男女。因为在我们的文化中，对男性人格的过度强调也会使男孩出现和女孩一样的困扰，特别是那些对自己的性别角色不太明确的孩子们。许多孩子即便长大成人后，仍然会对自己的性别存有疑惑。事实上，从两岁开始，孩子们就应该清楚地认识到自己的性别。有时，一个长得像女孩的男孩会被陌生人认错性别，甚至家人的朋友也会对他说："你真应该是个女孩。"这样的孩子可能会把他的外貌看作自身不够完美的标志，尤其当面对爱情和婚姻问题时，他会倍感压力。在青春期，那些对自己的男性角色心存疑虑的男孩往往会倾向于模仿女孩而变得柔弱，接纳一些被宠溺的女孩的恶习，以娇弱、妩媚的态度来塑造自我。

人们对异性的态度起源于人生最初的四五年。性冲动在婴儿期的前几周就已经有了，但在找到合适的表达方式之前，我们只是避免了将其激发。如果没有被激发，性冲动的表现应该是自然而然发生的，我们无须恐慌。例如，我们不应该害怕婴儿在一岁时就出现一些性激动的迹象，应该利用我们的影响力，让孩子把注意力转移到周围环境上，而不是过于关注他自己身上发生的这件事。然而，如果无法停止婴儿的这些行为，那就是另外一种情况了：这并非一种病症，而是婴儿刻意在利用它达到自己的目的。一般来说，小孩的目标就是吸引注意。他们能够感受到父母的恐惧和震惊，从而知道如何利用这些感情来捉弄父母。他们如果无法通过这种方式达到吸引注意力的目的，很快便会放弃。

我曾强调过，我们不能轻易给孩子以身体上的刺激。父母经常深情地拥抱和亲吻他们的孩子，孩子也对此进行热情回应。但是，父母实在不应对孩子做出过度的亲昵行为，因为这可能会刺激孩子的心灵。我通过倾听一些孩子，以及成年人对自己的童年时代的回想的讲述有所了解，他们在父亲的书房里发现了一些少儿不宜的图片，或看了一部少儿不宜的电影后，就会感到自己的情感被激发。在孩子尚小还无法对此理解的时候，应避免让他们接触到这样的信息。

　　另一个我们之前已经提过的问题是，向孩子强行灌输不合时宜的性教育。许多成年人似乎痴迷于向孩子提供这种信息，因为极度恐惧在孩子长大成人后依然对此一无所知。然而，如果我们认真回想自己和他人的过去，会发现他们所想象的那种灾难性后果发生的可能性几乎为零。我们应当耐心等待孩子的好奇心，等他们主动想要了解这些信息的时候再告诉他们。作为父母，我们往往能够感知到孩子的好奇心，即使他们并没有明确表示。假如孩子把父母当作朋友，就会自然而然地提出问题，然后我们就可以以一种他们能理解和接受的方式予以回答。

　　除此之外，父母也应避免在孩子面前表现出过度的亲昵。如果可以的话，孩子不应该与父母同房甚至同床睡觉，也不建议他们与兄弟姐妹同房睡觉。父母必须真实地面对自己的孩子，以及他们所面临的问题。如果父母不了解自己孩子的个性和孩子在哪里会受到怎样的影响，那么他们永远无法真正了解自己的孩子。

4

　　有一种广为流传的迷信观点，就是将青春期视为一个非常特殊和独特的时期。人们往往将人生发展的某一阶段赋予过度的私人意义，认为这是一种全新的转变，例如，人们对更年期的看法就是如此。然而，这些阶段并不是人生真正的转变，只是生活的自然延续，并没有那么重要。真正重要的是，个人对这个阶段报以的期待、赋予它的意义，以及他所接受到的关于如何应对它的教育。人们对青春期的到来感到惶恐，将它视为洪水猛兽。然而，如果我们理解这个过程，就会发现，除了社会环境要求他们做出一些新的改变之外，他们并不会受到青春期的影响。然而，他们还是常常把青春期当成生活的终结，认为人生所有的价值和意义都将不复存在。他们认为自己不再有资格参与社会和为社会做贡献，认为没有人再需要他们。青春期的一切迷茫都由此而来。

　　如果孩子得以接受教育，得以感知自身就是社会中的一个平等的组成部分，了解到他对社会的责任和所需做出的贡献，尤其是当他习惯于将异性视为平等的伙伴，那么他将有机会以创新和独立的方式去探索和解答成年人的生活问题。然而，若他被视为社会中的下等人，若他对自我生活的理解存在偏差，那么当青春期降临时，他只会表现出对自由的恐惧和无力。如果总有人在他身边安排需要他做的事务，那么他可能会按部就班地完成那些任务。但如果让他独立面对生活，他可能会变得畏首畏尾，最终屈服于挫败。这样的孩子只能存活于约束和规则的环境中，在自由的世界，他们往往会迷失自我。

第九章　犯罪及预防

1

个体心理学让我们理解了人类的多样性，但其实人与人之间的差异并非无法逾越。我们发现无论是罪犯、问题儿童、神经症患者、精神病患者、自杀者、酗酒者还是性偏好障碍者，他们在处理生活问题时所表现出来的失败模式都是同一个类型。他们都在社会性的互动和关心上遭遇失败，而且都失败于某一个显著的固定节点上——这些人似乎都对同伴的情感漠不关心。然而，即使在这个情况下，我们也不能将他们与其他人割裂开来，认为他们与其他人有本质上的区别。没有人能成为完美的合作范例或社会感情范例，犯罪者的失败只不过是普遍存在的失败中的那些更为极端的表现。

要理解犯罪者，我们还需要认识到一个事实，而这个事实也同样适用于我们每个人。我们都希望克服困难，都在为了未来的目标而奋斗，从而让我们变得更强大、更优越和更完整。杜威教授把这种倾向精确地归类为追求安全的行为，其他人也把这种行为称作自我保护的本能。无论如何命名，我们都能在人类行为中找到这一主题——从低谷到巅峰、从失败到成功、从底层到高层的努力。这种努力从我们的童年时代一直持续到生命的终点。生活本身就意味着在这个星球上继续存在，去攻克难关，去战胜困境。因此，当我们在罪犯中也发现同样的行为倾向时，不应该感到惊讶。罪犯的所有行动和态度都展现出他正在努力成为一个优越者，能解决问题、克服困难的优越者。不同的是，他们所努力的方向与普通人不一致。一旦我们意识到之所以选择这种与常人不同的方向是因为他们不能理解社会生活的要求、对同伴漠不关心，就不难理解他们背后的行动了。

　　这一理解颇为关键，尽管有些人并不会全然赞同，而是一味地将罪犯与普通人区分开来，把他们看作异类。比如，有些科学家断言罪犯的智商都不低下，甚至还高出常人；还有些人特别强调了遗传因素在犯罪中的决定性作用，认为罪犯与生俱来就带有致命的错误，注定走向犯罪；还有些人坚信犯罪是环境塑造的结果，一旦染上犯罪，就永远无法摆脱！如今，我们手头已积攒了大量的证据来反驳这些论点。我们需要认识到，一旦接纳了这些论点，就失去了处理犯罪问题的可能，而我们的时代需要摆脱这个困扰人类的灾难。虽然从历史的视角来看，犯罪一直是人类社会的痛点，但现在我们必须做出一些改变，不能只将问题搁置一边而推脱说："这全是遗传的问题，无关紧要。"

　　环境和遗传并非决定命运的不变的定律。同一个家庭、同一个环境，孩子们的成长道路却是千差万别的。一个罪犯可以来自一个无可挑剔的家庭，也可以来自一个充满犯罪记录的家庭。就算在一个常年进出监狱和感化院的家庭长大，也可能成长为品行端正的孩子。有些刑满释放后的罪犯，也不排除他能利用余生改恶从善。至于一个入室盗窃犯如何会在 30 岁后安定下来成为一个良好的公民，犯罪心理学家们也经常对此感到困惑。假如犯罪行为的发生是由于天生的缺憾，或者是由于环境不可逆的推波助澜，那么这种现象将难以解释。然而，从我们个体心理学的视角看，这其实并不难理解。如果他所处的环境发生了对他有利的改变，以至于他的生存要求有所降低，那么他曾经所犯的某些错误也就不会再暴露出来；或许，他得到了想要的东西；或许他已年老，身体发胖，不再适合从事犯罪，比如关节僵硬，再也攀爬不动了，这对一个入室盗窃犯来说是个致命的缺点。

　　在我们更深入讨论之前，我想先澄清一个普遍的误解，那就是"罪犯都是精神病"的观念。的确，有些精神病患者可能会犯罪，但他们的罪行性质完全不同。精神病患者无法对自己的行为负责，所犯下的罪行是他们对自己和这个世界错误的理解和扭曲的处理方式导致的。还有智力障碍的罪犯，他们实际上不过是受人摆布的棋子，真正的罪犯是那些策划罪行的人。他们会通过描绘一幅美好的前景来激发智障人士的想象力或野心，让其执行犯罪，承受被惩罚的风险，自己则隐藏在深处。经验老到的罪犯也是这么利用年轻人实施犯罪的，他们先谋划犯罪，然后让孩子们去执行，变成他们的棋子。

现在，让我们将视线转回我之前提到的核心理论——每个犯罪者，实际上是每个人类，都在尽其所能地追求胜利，以期实现他们为自己所设定的目标。在这些追求中，会呈现出极大的差异和多样性。然而，无论犯罪者的目标是什么，他们总是以一种特殊的、个人的方式进行，这种方式是不会对他人产生积极贡献的。他们也不会合作，而我们的社会依赖于人类成员之间的共同目标和合作精神。但是，犯罪者所追求的目标从未包含对社会的有用性，这是每个犯罪者生涯中真正关键的部分。我们将在后续的讨论中详细探讨这一点。目前，我希望明确一点，要想真正了解一个罪犯，首先需要找出他在合作中失败的程度和性质。罪犯的合作能力各不相同，某些罪犯相比其他人在合作上的失败程度要小一些；有些人可能只犯轻微的罪行，不越过这个界限；有些人倾向于犯重罪；有的是领导者，有的是追随者。为了理解犯罪生涯的各种类型，我们需要深入研究个人的生活方式。

个人的典型生活方式在很早的时候就已经形成，大概在他四五岁的时候，我们就能轻易找出其主要特征。因此，我们不能简单地认为改变它是一件轻而易举的事。对于人的个性，只有理解了他在建立这种生活样式时犯下的错误，我们才能加以改变。这也让我们开始理解，为什么许多犯罪者在被多次惩罚、羞辱和蔑视，甚至被剥夺社会生活所能提供的所有好处之后，仍旧不会悔改，反而一次又一次地犯下相同的罪行。其实，让他们一次次走上犯罪的并不仅仅是经济原因。

诚然，每当经济困难，人们的生存负担加重时，犯罪率便会增加。统计数据表明，犯罪数量的增加有时竟会与小麦价格的上升相耦合。然而，这并不意味着经济状况是导致犯罪的原因，它顶多算一个标志，表明许多人的行为确实是受经济状况限制的。他们的合作能力有限，当触碰到这些限制时，就无法再对社会做出有益的贡献，同时失去最后一丝合作的意识，走向犯罪的道路。另外，我们还发现，很多人在条件有利的情况下是不会犯罪的，一旦遇到令他们猝不及防的问题，才可能走向犯罪。关键在于个体面对问题的方式，以及他们的生活方式。

在深入了解个体心理学后，我们最终能得出一个非常简单的结论：犯罪者总是对他人漠不关心，他们只能在有限的范围内进行合作，当这个范围被打破时就会转向犯罪。尤其当过于复杂的问题突如其来时，合作的意识就会很快耗尽。在此基础上，可以试想一下，那些我们所有人都躲不过的生活问题，以及犯罪者无力解决的问题，都是如此发人深省。那么，不难看出，我们所有人不得不面对的只有社会问题，而这些问题又只能通过对他人的关心来得到解决。

2

透过个体心理学的视角，我们可以将生活中的问题分为三大领域。首先是社交领域的问题。有时，罪犯也有社交圈，但通常仅限于他们自身所处的阶层。他们可以在这个阶层内拉帮结派，甚至拧成一股绳，彼此间表现出意外的忠诚。但我们也可以清楚地看到，这样的社交圈总是会越来越窄，因为这让他们无法与社会中的大多数人，也就是我们通常所说的普通人建立持久的友谊。他们将自己视为社会的流浪者，无法在人类同胞中找到归属感。

现在，让我们转向第二个领域，职业问题。当谈到职业生涯的困难时，许多罪犯会控诉："你们根本无法想象那里的劳动条件有多么艰难。"他们心里所想的首先是抱怨工作多么痛苦，而并不像其他人那样想方设法地去克服这些困难。有益的职业生涯通常意味着关心他人和对他人的利益做贡献，然而，这正是罪犯性格中所缺少的。这种合作精神的缺失早在青少年时期就已经显现出来。大多数罪犯在应对职业生活的挑战时总显得力不从心，这是因为许多罪犯通常是未受过专业训练、无特定技能的工人。如果我们探究他们的过去，会发现他们在学校生活甚至更早的阶段就已经困难重重了，如他们的兴趣被打压，他们从未学会与他人合作。合作是需要学习和训练的，然而这些罪犯在合作方面并未接受过培训。所以，如果他们在面临职业问题之前就已经问题重重了，那我们就不能将他的行为定义为犯罪。我们应该从另一个角度来看这个问题，就像给一个从未学过地理的人做地理知识的测试，他只能给出错误的回答或者束手无策。

最后，我们来看看第三个领域，爱情问题。成功且有意义的爱情生活同样需要关心他人和与他人合作的意识。值得注意的是，我们发现许多被送往监狱的罪犯都患有性病。这似乎暗示他们试图通过最简单的方法来解决爱情生活的问题。他们可能将恋人视为一种财产，甚至认为爱情是可以用金钱买到的。对这些人来说，性生活就是一个征服和占有的过程，他们认为这是他们应得的，而不是生活中的一种伙伴关系。"如果我不能得到我想要的一切，生活有什么意义呢？"这是许多罪犯的心声。

现在，我们可以清楚地了解预防犯罪该从哪里切入了，那就是培养他们的合作能力。若我们仅仅将他们关在监狱，而不去真正进行引导，那将无法取得任何实质性的进展。我们不能放任他们继续威胁社会的安宁，但仅仅将罪犯与社会隔离开来并不足以解决全部的问题。我们不得不去思考，对于那些还未做好融入社会的预备犯，应当如何处理他们呢？

在一个人一生面临的所有问题中，缺乏合作能力绝不是一个微不足道的小问题。我们的生活无时无刻不需要合作，无论是看世界的角度，还是表达观点，甚至是倾听他人的言语，都能反映出人们的合作能力。如果我的判断没有错的话，那么罪犯们的观察、表达、倾听方式与其他人有着显著的区别，恰恰是这种差异阻碍了他们的智力发展。罪犯的语言也十分独特，我们说话是希望每个人都能理解，而理解本身就是一种社会行为。我们赋予词语公共的含义，试图能以相同的方式来互相理解。然而，对罪犯来说，他们自有一套逻辑方法，并不试图得到别人的理解，这一点可以从他们解释自己犯罪行为的方式中看出。他们并不傻，也没有智力障碍，如果我们试着以他们虚构出来的自身优越感去理解的话，那么大多数情况下他们的行为模式就都可以说得通了。

例如，一名罪犯说："我看到一个人，穿着一条漂亮的裤子，而我没有，所以我不得不杀了他。"假设这个世界以他的欲望为核心，且他不需要正当的途径谋生，那么这个结论是说得通的，只不过它违背了大多数人的常识。正如最近匈牙利的一个法庭案例，一些女人通过下毒犯下多起谋杀案。当其中一个被送进监狱时，她的辩解是："我的儿子病了，病得很重，所以我不得不毒死他。"假设她已放弃了合作，那她还有什么办法呢？她是清醒的，只是她看待事情的方式与我们不同，所以自有一套独特的逻辑。那么，我们就可以理解为何罪犯们会得出这样的结论了，他们在看到一些吸引人的东西时，只希望以简单的方式得到，这样就不必通过绕到麻烦的现实世界来获取它们了。他们的世界观是扭曲的，他们对自身的重要性以及对他人重要性的评估是严重错误的。

　　然而，我们在审视他们缺乏合作性的同时，不能忽视这样一个显而易见的事实，那就是所有罪犯在某种程度上都是懦弱的。他们逃避那些自认为无法解决的问题，这种逃避性格既体现在应对生活的方式上，又反映在他们犯罪的行为中。他们隐藏在黑暗和孤独中，在他人无法反抗时伺机而动，手持凶器，展现威胁。罪犯们可能觉得这很英勇，但我们不能被这种表象所蒙蔽，犯罪只是懦夫对英勇的扭曲模仿。他们所追求的是一个虚构的个人优越目标，并自我安慰，认为自己是英雄，这是一种错误的认知模式，是对常识的背离。而事实上，他们的内心是懦弱的，如果他们意识到自己的懦弱已被看穿，对他们来说将是一场巨大的心理打击。他们会虚荣而自豪地认为自己战胜了警察，并沉浸在这种虚假的胜利中，还自我安慰说："我永远不会被发现。"然而，假如对每个罪犯的过往生涯进行深入调查，我相信，将不难发现尚有一系列的犯罪事实还没有被揪出来，这是一个令人担忧的现象。他们每当被揭露时，都会自我安慰说："这次我没做好准备，下次我一定不会被抓住。"假如他们能成功逃脱，就会为自己的成功而欢呼雀跃，顿时觉得身价倍增，优越感十足，同时还会获得伙伴们的赞赏。

我们必须打破罪犯认为自己很英勇、很机智的错误认知，但怎么做呢？我认为可以在家庭、学校以及教改机构中进行。稍后我将对此进行详细讨论，现在我想进一步探讨造成这种合作失败的形成环境。有时我们需要将责任归咎于父母，或许是母亲缺乏足够的技巧来引导孩子与她合作：她可能处于一个孤立无援的境地，没有人能帮助她，或者她自己本身就不善于合作。在家庭破裂或处境艰难的家庭环境中，我们很容易看到合作精神并未得到适当发展的例子。孩子与母亲的关系通常是人生中的第一次情感联系，但如果母亲不愿扩大孩子的社会兴趣，包括对父亲、其他孩子或成年人的接纳，这个联系将毫无意义。或者，孩子可能感觉他在家庭中的地位受到了威胁，当他年纪尚小，家里又迎来了新的孩子时，他可能会感到受挫，因为自己的位置被抢占了，然后，他开始拒绝和母亲或年幼的孩子合作。所有这些都可能是影响罪犯生涯的因素，如果你去追踪一个罪犯的一生，会发现根源几乎总出自他早期的家庭经历。问题并不在于环境本身，而是孩子误解了自己的位置，而没有人向他解释这一切。

如果家庭中的某个孩子特别优秀或有特殊才能，对其他孩子来说，这就是一个挑战。这个特殊的孩子会吸引所有的注意力，而其他的孩子可能会感到沮丧和挫败，那么从此以后，他们可能会变得不愿意合作。因为他们本来对竞争充满了希望，而那些特别优秀的孩子瞬间击垮了他们的自信。如此看来，孩子的不幸是因为被忽视，是因为没有人教导他们如何发掘和使用自己的能力。那么有一天，他们之中的某些人就可能成为罪犯、神经症患者，甚至自杀者。

其实这种缺乏合作精神的孩子在走进学校大门的第一天，他对环境的不适就能清晰地显现出来，如无法与同学建立友谊，对老师心怀敌意，精神分散，对课堂的教学不屑一顾。假如等待他们的只是误解与更多的忽视和责备，而非鼓励和引导，那么，课堂自然就成了他的眼中钉。如果学校生活持续打击他的勇气和自信，那么他对学校生活的兴趣又怎能不消磨殆尽呢？在罪犯的生涯中，你往往会发现这样的痕迹——他13岁时仍留级在四年级，且被认为生性愚笨。这个标签会如影随形地伴随他的一生，让他一直笼罩在阴影之下，进而对他人失去兴趣，人生目标也越来越倾向于无用之事。

贫穷的环境也是误导生活方向的温床。那些出身贫困家庭的孩子往往会在步入社会后遭受社会的歧视。另外，一直以来，他在家庭的苦海中挣扎，如此痛苦和辛酸，可能小小年纪就需要为父母赚取生活费。当他看到那些生活安逸、可以随心所欲地购买东西的富人时，会感到心理失衡，他们凭什么比自己有权享受这一切。这就不难理解大城市的犯罪率为何会如此之高，因为贫富差距实在太大。虽然羡慕本身并不能构建有害的生活目标，但处在这种环境下的孩子往往会误认为不劳而获是一种显示优越性的方法。

自卑感可能来自身体器官的缺陷。这是我个人的一个发现，且这个发现在神经学和精神病学的遗传理论中开拓了先河。但从我第一次写到器官缺陷及心理补偿的问题开始，我就意识到了这种危险。问题的关键并非在于生物体本身，而在于我们的教育方式。如果我们能找到正确的方式，有身体缺陷的孩子也能对他人和自己产生兴趣。但若是没有人在他身边加以引导，他们只会专注于自我。我们中还有很多人深受内分泌缺陷的影响，但我想强调的是，我们应确定一个正常的内分泌腺应该如何运作，它可以有很多变化，但并不会对人格造成损害。因此，要想找到正确的引导方法，让这些孩子开始关注他人，那么最好排除这个因素。

令人遗憾的是，孤儿在罪犯中占了相当大的比例，这是对我们文化的一种羞辱，说明我们的文化未能赋予这些孤儿以合作的精神。私生子也面临同样的问题——他们的爱无法被接纳并转移到同伴身上。不被欢迎的孩子常常陷入犯罪，特别是当他们深知自己不被任何人所需要的时候。在罪犯中，我们也常常看到一些长相丑陋的人，这一事实仍被用于证明遗传的重要性。设身处地地想一想，长相丑陋的人的确处在极其不利的环境中。也许他是多种族混血儿，这种混血不但没有带来有利的结果，还让他受到了社会偏见的影响，使他的整个人生背负沉重的压力。他们甚至不会留下一个大家都喜欢回忆的美好的童年时代。但假如这些孩子都得到了善待呢？他们一定都能发展出对社会的兴趣。

　　有趣的是，罪犯中偶尔也会有些外貌异常英俊的男孩或男人。对于之前所说的长相丑陋或身体上留有缺陷痕迹的人，比如手部畸形或腭裂，我们可以把他们视为不良遗传的牺牲者，那么对于这些英俊的罪犯，我们又该怎么解释呢？事实上，他们也都生长在一个难以培养出社会兴趣的环境中，成了被宠坏的孩子。

3

　　你会发现，罪犯其实可以分为两类：一类罪犯从未体验过世间的情感，他们总是对他人充满敌意，也从未得到过任何赞赏；另一类则是被宠坏的孩子。我时常注意到，罪犯们在被判刑的那一刻总是在抱怨："我走上犯罪的道路，全是因为母亲对我的宠爱。"这个问题需要更深入的探讨，但在此，我只想强调，罪犯们并未得到适当的培养和教育，以树立正确的合作意识。父母也希望将自己的孩子培养成一个善良之人，但他们并不知道怎么做才是对孩子真的有益。如果采取的是一种专制严厉的方式，那么成功的机会将很渺茫；如果他们溺爱孩子，过于关注孩子，那么孩子就会被教导成一个更加重视自己本身的存在的人，而不是一个努力赢得同伴好评的人。这样的孩子往往会失去奋斗的能力，他们总是寻求引人注目，总是满怀期待，可他们又找不到轻而易举的办法，于是就将矛头指向了社会。

现在，让我们从理论转向具体的案例，以便能看清这些观点是否有据可查，当然，这些案例并非为迎合验证而撰写的。我将要讨论的第一个案例源自谢尔登和埃莉诺·T·格吕克的《犯罪生涯》一书，是关于"硬汉约翰"的案例。这个男孩检讨了自己走上犯罪道路的根源：

"我从未想过自己有一天会堕落到如此地步。在十五六岁之前，我和其他孩子并无二异。我喜欢体育运动，会到图书馆借阅书籍，坚持着良好的作息时间，等等。然而，突如其来的一天，父母让我退学去工作，并掌管我所有的工资，每周只给我五十美分的生活费。"

很明显，他在控诉。如果我们进一步询问他与父母的关系，并了解他的整个家庭情况，可能会明白他究竟经历了什么。目前我们只能判断他的家庭生活并不和睦。

他继续说："工作大约满一年后，我认识了一个热爱生活的女孩，并与她展开交往。"

我们在许多罪犯的生活经历中都可以找到这样的情境：他们把情感寄托在一个爱玩乐、会享受生活的恋人身上。回想一下我们之前的讨论，这是一个新的挑战，也是对他合作能力的一种考验。他选择了这样一个女孩，但他每周可支配的钱只有区区五十美分。我们不认为这个女孩子能与他共赴爱情，他还有其他选择，还可以认识更多的女孩。在这种情况下，如果是我，我会对自己说："如果她只是爱享受生活，那么她可能并不是我要寻找的那个人。"但每个人对待生活的看法都是不尽相同的。

"如今，每周五十美分根本无法让一个女孩过得开心。我想跟那个老家伙要出我更多的钱，但他不给，这让我很恼火，然后一直在想：我要怎么做才能赚更多的钱？"

一般来说，理性会告诉他："也许你可以四处看看，付出更多的努力，寻找更多的赚钱机会。"但他想要来快钱，想要不劳而获。他一心想讨好这个好女孩，让自己开心，并没有别的想法。

"有一天我认识了一个人，很快就彼此熟悉了。"

当这个陌生人出现时，他又面临了一个新挑战。具备合作能力的男孩不会被这样的诱惑所动，但以他当前的想法，他很可能会被人利用。

"那人是这地界的'老大'（这里指惯偷，一个聪明、能干的偷盗者，他精通此道，愿意与你分享，还不会出卖你）。我们就那样干了几票，并成功逃脱。从那以后，我越干越上手。"

他的家庭境况并不乐观，父亲是一家工厂的领班，全家全仰赖父亲的工资过活。他是家中三个孩子之一，整个家族在他犯罪之前没有过犯罪记录。这个情况可能会让坚信遗传学说的科学家感到困惑。他在十五岁时首次尝试与异性的亲密接触，有人或许会将此解读为他性欲过强，但这个孩子对别人并无兴趣，他只关注自己的快感。无论是谁，只要愿意，都可以让自己变得性欲过强，这并不困难。他期待在这方面得到认可，以成为女孩子眼中的英雄。他会给女孩子们花钱，并以此赢得她们的芳心。他喜欢头戴一顶西部牛仔的宽边帽，脖子系一条大红手帕，腰上别一把左轮手枪，并给自己取了一个响当当的绰号"西部亡命之徒"。这是一个空虚的年轻人，他想成为一个英雄，但没有走上正途。他在十六岁时因为盗窃和非法入侵被捕，这一点进一步验证了我们的猜想。他不但承认了所有被指控的事，还叫嚣道"还有很多其他事呢"。他对他人的财产权毫无尊重。

"我不认为人生有什么意义，对于所谓的人性，我除了蔑视外，没有再多可以回应的。"

他表达了自己对生活的厌倦和对人性的鄙视，这些意识层面的想法其实源自无意识的深处。他并未理解这些想法，也不清楚它们存在的含义。他认为生活是一种负担，但他并不知道为何会有这种感受。

"我学会了不相信任何人。人家都说盗亦有道，其实并不是。我曾经对一个同伴仁至义尽，结果这个人在背后捅我刀子。"

"假如我有足够的钱，我也可以成为一个正直的人。我是说，如果我是个有钱人，就不必再工作了，我不喜欢工作，我只想做自己喜欢的事。"

我们可以把这句话理解为他把自己的罪行归咎于生活的压抑。他被迫压抑自己的理想，结果成了一个罪犯。这是一个值得深思的问题。

"我从未想过主动犯罪。每当我驾车前往某个地方，就会有东西引诱我完成任务，然后成功逃脱，但我承认这确实有种'刺激'感。"

他把这当成勇者的行为，却不明白这实际上是懦弱的表现。

"有一次被抓，当时我有 14000 美元的珠宝，但为了兑换足够的钱去见女友，结果被抓了。"

他们认为付钱给女孩就能轻而易举地获得胜利，然而他们误将这种假象当成了真实的胜利。

"这个监狱有学校，我计划在这里尽可能多地接受教育。"

然而，他并不是为了洗心革面，而是为了使自己对社会构成更大的威胁。这是对人类最苦涩的情绪表达，但他并不需要人类。

"如果我有个儿子，我一定会掐死他。你认为我会罪孽深重到把一个人带到这个世界上来吗？"

我们该如何感化这样的人呢？除了提升他的合作能力，向他说明他对生活的预判错得多么离谱之外，没有其他办法。只有从他童年时期对世界的误解入手开始追溯，才有可能找到说服他的方法。然而我对这个案例的背景毫不知情，它也并未描述到我认为重要的点，比如他的童年发生了什么事，使他开始敌对全人类。如果让我猜，我会猜测他是家中最大的男孩，最初被宠坏，就像所有的长子所经历的一样。后来，因为又出生了一个孩子，他感到自己的待遇被剥夺。如果我猜对了，你会发现这么小小一件事也能影响人类合作的发展到如此地步。

　　约翰还提到，他在那所工业感化学校里受尽了虐待。当他离开这所学校时，对社会充满了仇恨。我必须对此作一点说明。从心理学家的角度看，监狱中所有的粗暴对待都是一种挑战，它是对强韧性的试炼。同样，当罪犯不断听到"服从改造，重新做人"时，他们也把这当作一种挑战。他们想要成为英雄，因此很高兴接受挑战。他们会把这当作一种竞赛，社会越对他们发起挑衅，他们就越要坚定地走下去。假如一个人正在和全世界作战，那么有什么能比挑战更能"刺激"他的呢？在问题儿童的教育中也是如此，挑衅他们是大错特错："我们看看谁更强！我们看看谁能坚持更久！"这些孩子就像罪犯一样，痴迷于追求"强大"。但如果他们足够聪明，是能够从这种观念跳脱出来的。感化学校对他们的挑衅往往是最恶劣的措施。

　　在此，我们来看一份谋杀犯的日记，他已经因罪行被处以绞刑了。他残忍地杀害了两个人，在行凶前，他把自己的意图写了下来。这本日记给了我一个描述犯罪者心中规划的机会。没有人可以在毫无计划的情况下实施犯罪，而计划中总会透露出一种将犯罪罪行合理化的解释。在这种自白文学中，我从未发现过能简洁明了地描述罪行的案例，也从未找到过犯罪者一点也不试图为自己辩解的案例。通过日记，我们可以看到社会情感的重要性，即使是罪犯，也必须与社会情感达成和解。同时他必须准备杀死他的社会情感，突破社会利益的壁垒，才能犯下罪行。所以在陀思妥耶夫斯基的长篇小说《罪与罚》中，拉斯科尔尼科夫曾在床上躺了两个月来考虑是否要犯罪。他用这样的想法推动自己："我究竟是拿破仑，还是个虱子？"犯罪者正是用这样的想象欺骗自己并驱使自己的。实际上，每个罪犯都知道他并不存在于对社会有贡献的群体之中，他也知道有贡献的群体是什么。然而，他会因为自己的怯懦而拒绝它，怯懦是因为他没有能力做有用的事：所有的事务都需要合作解决，而他对合作一窍不通。在以后的生活中，当罪犯们想摆脱这种负担时，会想为何不为自己辩解，然后寻求从轻发落呢，比如"我生病了，又是个游手好闲的人"等诸如此类的理由。

以下是从日记中摘录下来的句子：

"我被我的人所抛弃，成了令人厌恶和鄙视的对象（显然，他很在乎自己的脸面）。我几乎要被痛苦淹没了。没有什么东西是值得我留恋的，我已忍无可忍。我可以听天由命，接受我被遗弃的处境，但是我的胃不能接受。"

他开始为自己找借口：

"有人说过我的下场一定是死在绞刑架上，但我想，死于饥饿和死在绞刑架上又有什么区别？"

在一个案例中，曾有一个母亲预言自己的孩子："我知道有一天你会杀了我。"当这个孩子 17 岁时，他果然杀了他的姑妈。预言具有和挑衅一样的作用。

"我不在乎后果，因为人迟早是要死的。我一无是处，没有人会想和我有任何关系。我想要的女孩连见我一面也不肯。"

他想要吸引这个女孩，但没有体面的衣服，也没有钱。他把这个女孩当成了一件财产，这就是他对爱情和婚姻问题的解决方案。

"不管怎样，我都要殊死一搏，不管是对自己的救赎也好，还是毁灭也罢。"

在此，我要简单说明一下，虽然我希望能有机会进行更深入的探讨。所有这些人都喜欢极端主义，他们喜欢激烈的矛盾，就像孩子一样，宁为玉碎不为瓦全。

"一切计划将在周四执行。牺牲品已经选定，只需静待时机的到来。当它来临时，这将是一件了不起的大事。"

他认为自己是英雄。

"它一定极其恐怖，不是每个人都能做到。"拿起一把刀，突然袭击一个人，将其杀死。这真不是每个人都能做到的！

"就像牧羊人驱赶他的羊，饥饿驱使我走向最黑暗的罪恶。也许我将再也看不到初升的太阳，但我不在乎。有什么比被饥饿折磨到死更可怕的呢！这就像得了一种不治之症。最后的烦恼是我还得接受他们对我的审判。人必须为他的罪行付出代价，但这总比饿死要好。如果我死于饥饿，没有人会注意到我。但现在，有那么多人会注意到我！也许总有人会为我感到遗憾。我心意已决，必须做。这个晚上，没有人会像我这样彷徨、恐惧。"

可惜，最终他成不了自己心目中的英雄。在审问中，他说："尽管我没有击中他的要害，但我确实犯了谋杀罪。我知道我注定要上绞刑架，但那人的衣服真美，我永远也拥有不了那样的衣服了。"他不再说是饥饿驱使他犯罪，他现在只关心衣服。他辩解说："我根本不知道自己在做什么。"罪犯辩解的方式五花八门，但大多都会归结到这一点。有时，罪犯在犯罪前会喝酒，以便被捕后逃避责任。这一切都在证明他们曾艰难地想要突破社会利益的壁垒。在每一份犯罪生涯的描述中，相信我都能给大家指出以上我说过的每一个观点。

现在，真正的问题来了，我们该怎么办？如果我说的是对的，在每个犯罪案件中，我们都能发现缺乏兴趣和合作训练的情况下追求虚假优越感的努力，那么我们该怎么办？无论对待犯罪者还是精神病患者，我们都无法做任何事，除非能让他们重新学会合作。然而，我们也不能过度强调这一点：只要我们能赢得罪犯对人类共同福祉的兴趣，能赢得他对其他人的兴趣，能训练他去合作，能让他通过合作的方式解决生活问题，那么一切都能得到保障。如果我们做不到呢，那岂不就意味着什么都做不了了？任务并不像看起来那么简单，既不能让他觉得这件事很容易，又不能让他觉得这件事很难。我们也不能揪住他的错误不放，靠与他辩论来征服他，因为他已经用这样的方法看待这个世界很久了，他的思维模式已经固化，改变他的唯一方法就是挖掘这种思维模式形成的根源。我们必须找出他最初的失败是从什么时候、什么地方开始的，是什么情况引发的。他性格的主要特点在他四五岁时已经形成。他在犯罪生涯中表现出来的那种对自我和这个世界的错误评判，一定也是在那个时候形成的，我们必须对这些原始错误加以理解并纠正。这意味着，我们必须找出他人生态度的最初的发展历程。

在这以后，他会把自己所经历的一切都用这种态度加以辩解，如果他的经历和态度不相契合，他就会加以沉思并调整它们，直到变得更契合。如果一个人保持着这样一种态度："其他人都在虐待我、羞辱我。"那么他一定会找出大量的证据来证实这一观点。然而，他对反方面的证据会视而不见。罪犯只关心他和他的观点。他有他自己的视听方式，我们常常可以看到他对不符合自己解释的事物视而不见。因此，要想说服他们，就必须找出他各种解释背后的东西，研究他各种观点的成因，以及发现他态度的初始方式。

当我们使用严厉的惩罚来对待罪犯，这无疑会让他们更加深信社会是他们的敌人，从而更难与之建立合作关系。这种状况在学校环境中也同样显现出来。当一个孩子因为缺乏团队协作的训练而在学业上或者课堂行为上表现得不尽如人意时，我们的惩罚和谴责真的能激励他们去改变吗？他们只会感到更加绝望，认为全世界都在对抗他们。谁会对一个充满惩罚和责备的环境产生好的感情呢？当孩子们逐渐失去那最后一丝的自信时，他们对于学校的任务，对于老师，甚至对于同学们都将不再有任何兴趣。他们会逃避学校，疏离人群。然后发现，总能找到与他们有着同样经历、同样命运的孩子。这些人能给予他们理解，会用赞赏替代责备，从而满足他们的虚荣，给他们阴暗的生活重新注入希望。因为他们对社会生活没有任何兴趣和要求，于是便将这些人视为朋友，将社会视为敌人。他们在这些人中总能找到归属感，觉得自己被接纳了。就这样，数以千计的孩子踏上了犯罪的道路。如果我们不加以改正，仍旧对其责备不休，只会让他们更加坚定地认为我们是敌人，唯有罪犯才是朋友。

对于这些生活中面临挑战的孩子们，我们绝无任何理由让他们在未来的战斗中丧失希望。如果我们能够将学校机构建设成一个可以让他们恢复自信并鼓起勇气的环境，就完全有可能阻止他们堕入绝望。稍后，我们会更全面地探讨这个提议。现在，我们只是举这个例子来阐明罪犯一直以来是如何将惩罚视为社会对他们的排斥的。

严刑峻法的无效性不仅仅因为上述原因，还有其他的理由。很多罪犯对自己的生活并无太多热爱，他们中的一部分人甚至曾在生命中的某些阶段极度倾向于自杀。惩罚并不能对他们起到震慑作用。他们沉迷于超越警察的欲望中，以至于丝毫不畏惧痛苦了。这是他们对抗挑战的反应的一部分。他们如果在监狱中受到看守粗暴、严厉的对待，立刻会精神振作、奋力抗争。因为这只会进一步增加他们对自我优越感的认知，使他们认为自己比警察更有智慧。他们解读世界的方式就是如此，他们将与社会的接触视为一场持久的战争，然后始终努力寻求胜利。如果我们也采取同样的对待方式，就如同帮凶作恶一般。他们甚至可以将电刑也视为同一种类型的挑战，顶多认为这是在迎难而上，越重的刑罚只会让他们越想强烈地体现出自己超人的智慧。这种观察方式在众多罪犯身上都得到了验证。被判处电刑的罪犯通常只会懊悔当初是怎么被警察发现的，比如说："如果当时我没有丢掉那副眼镜就好了！"

我们唯一的解决办法就是深入探究罪犯在童年时期所遭遇的合作阻碍。在这个领域，个体心理学照亮了我们前进的道路，使我们能够更清晰地看到问题的实质。个体在五岁左右，其心灵就已发展为一个完整的单元，形成他个性的线脉已经串联起来。遗传和环境对他的成长确实有一定的影响，但我们真正关心的并不是他带入这个世界的遗传特性或他所经历的环境，而是他如何利用这些要素，如何将其发挥出来，以及他如何通过它们实现目标。我们必须对这一点有更深的理解，因为我们实际上并不知道遗传究竟能不能起到作用。我们真正需要考虑的只是他可能会面临的所有情境，以及他如何最大限度地利用它们。

所有罪犯都有值得同情的一面，那就是他们的合作能力在一定程度上是存在的，但对于我们社会生活的要求，这些能力还远远不够。在这方面，母亲承担了首要的责任。她必须理解如何扩大孩子的兴趣范围，如何将孩子对她自己的兴趣扩展到对其他人的兴趣。她必须以这样的方式引导孩子，使孩子能对他自己的未来生活，甚至整个人类生活产生兴趣。但是，也有可能母亲并不希望孩子对其他人产生兴趣，可能她在婚姻中并不快乐，夫妻之间的协同性已破裂，甚至到了离婚的地步，或者彼此嫉妒、关系不平等。因此，母亲将全部情感寄托在孩子身上，希望将孩子完全占为己有，溺爱他，不让他独立成长。在这种情况下，孩子的合作能力将极度受限。

孩子对同龄人的兴趣、对他社会性的塑造也是至关重要的。有时，妈妈的宠儿可能无法获得其他孩子的友谊和共鸣。当这种状况被误读时，可能就会为他种下罪犯生涯的种子。例如，家庭中如果有一个特别有才华的男孩，他的弟弟往往可能会成为问题儿童。假设第二个孩子更富有人情味、更有魅力，他的哥哥可能就会感到被剥夺了关爱。这样的孩子容易陷入一种自我欺骗的状态，沉浸在被忽视的情绪中。他会寻找各种证据来确认他的指责是真实的。他的行为可能会变得更加恶劣；他可能会受到更严厉的对待；也可能他找到了证据证实他确实被阻挠、被排斥；他还可能以被剥夺为由开始偷窃；当他的恶行被发现并受到惩罚时，他就会有更多的证据来证明他确实是被人疏远、被人排斥的。

父母的抱怨和恶言恶语可能会阻碍孩子社会性兴趣的发展。如果他们常常在孩子面前抱怨生活艰难，抨击他们的亲戚或邻居，批评他人，表现出恶意和偏见，那么孩子在成长过程中可能也会对人产生扭曲的认知。如果他们最后甚至反过来这样对他们的父母，我们也一点不感到惊讶。每当社会兴趣受阻，自我中心的态度就会占据主导地位。孩子就会反问自己："我为什么要为别人做事？"但这种心态根本无法帮助他解决生活问题，那么他可能就会迟疑不决，设法逃避或寻找捷径。然后发现与生活抗争太过困难，那么不如伤害他人，反正这也没什么大不了的。这不过是一场战争，而在战争中，一切都是公平的！

让我们通过一些例子，探讨罪犯模式的形成过程。想象一个家庭，其中第二个孩子是个问题儿童。他的体魄健壮，没有遗传性的残疾，而他的哥哥是家中的宠儿，他自己总是试图追赶哥哥的步伐，就像在赛道上试图超越前面的选手。他的社会性兴趣几乎没有得到丝毫发展，他依然对母亲保持着过度的依赖，希望从她那里得到一切。然而，超越哥哥是一项艰巨的任务，哥哥在学校的表现出类拔萃，他自己屈居人后。他的欲望，那种要控制和统治的欲望又是如此强烈。

于是，他在家中变得颐指气使，经常像指挥士兵一样对家中的老女仆发号施令。女仆很宠爱他，甚至在他 20 岁的时候，仍然容忍他扮演将军的角色。他总是因为必须完成的事情而感到焦虑和紧张，但其实从未完成过任何事情。他遇到任何困难，哪怕行为恶劣、饱受责备，也总能从母亲那里得到金钱的支援。有一天，他结婚了，这加剧了他所有的困难。然而，他唯一关心的是，他在哥哥之前结婚了，这是一种伟大的胜利。这表明，他对自己的评价其实非常低，以至于竟然想在如此微不足道的事情上超越哥哥。他还对婚姻一无所知，因此他的婚姻生活总是充满了争吵。当他的母亲不能再像以前那样给予他支援时，他购买了一架钢琴，却因付不出货款又将其转卖，并为此锒铛入狱。在他的人生故事中，我们可以看到他童年生活的影子。他在哥哥的阴影下长大，就像一株小树在一棵更大的树下挣扎生长。与他那性情温和又聪明的哥哥相比，他总有种被忽视的感觉。

让我们再引入另一个例子。一个十二岁的小女孩，雄心勃勃，又被父母百般宠爱。她嫉妒自己的妹妹，无论在家里还是在学校，她都处于竞争状态。她总是怀疑妹妹是否受到了偏爱，是否得到了更多的糖果或更多的零用钱。有一天，她从一个同学的口袋里偷钱时被发现，结果遭到了惩罚。幸运的是，我尚有机会向她解释整个事情的前因后果，并成功地瓦解了她对妹妹的竞争想法。我还向她的家人解释了这个情况，让他们设法减少家中的竞争气氛，避免让她产生妹妹被偏爱的感觉。二十年过去了，那个小女孩已成长为一个十分诚恳、踏实的女性，她已经成家立业，育有一子。从那时起，她的生活再未出现过重大的错误。

我们已经考虑过一些不利于孩子发展的特殊的危险情境。这些情境值得强调，如果个体心理学的研究结论是正确的，那么我们就能够真正帮助罪犯进行积极的改变，而且有效的方式就是认识到这些情境是塑造其观念的根源。主要有三类孩子面临特殊的困难：首先是有身体残疾的孩子，其次是被宠坏的孩子，最后是被忽视的孩子。

身体残疾的孩子可能会感到自己被大自然剥夺了某些天生的权利，除非他们的社交兴趣得到特别的训练，否则他们往往过度关注自我，总是寻找控制他人的机会。例如，我经历过这样一个案例，男孩因为被女孩拒绝而感到受辱，于是他劝说一个年纪更小、更易受影响的男孩去杀死那个女孩。被宠坏的孩子会过于依赖溺爱他们的父母，他们往往无法将他们的兴趣扩展到世界其他地方。当然，没有一个孩子会被完全忽视，否则他们无法度过婴儿期的最初几个月，但我们在孤儿、非婚生子女、不受欢迎的孩子、丑陋和畸形的孩子中发现了许多孩子可以被称为受忽视的孩子。这样我们就可以轻易地理解，在罪犯中，我们发现了两种主要类型：被忽视的丑陋者和被宠爱的美丽者。

在我对罪犯的研究和对文献的阅读中，我一直在探求罪犯性格背后的模式，个体心理学的见解一直是理解这些案例的灯塔。请允许我借用费尔巴哈的一部古老的经典，从中选取一些例证以供探讨。无偏见地说，我发现，古籍往往为我们提供了最深刻的犯罪心理学洞见。

第一个例子，源自康拉德·K的命案。在一名仆人的协助下，他杀死了自己的父亲。父亲对他冷酷无情，对全家人蛮横暴虐。孩子曾尝试反击，结果父亲将他告上法庭。法官给出这样的评价："你的父亲行为恶劣，但我实在看不出有什么解决之道。"注意到了吗？法官自身已为孩子的后续犯罪行为提供了借口。他一直在寻求解决之道，但均无效果。这让他陷入了更深的绝望中，困境也越来越严峻。父亲还与一名名声败坏的女性同居，并把儿子赶出了家门。男孩认识了一名劳工，这个人对男孩的处境深表同情，于是劝他杀了父亲。但男孩因母亲而犹豫不决，但形势每况愈下，在深思熟虑后，男孩终于下定决心，然后在劳工的帮助下杀死了他的父亲。在这个案例中，我们看到男孩无法将他的社会关怀扩展到父亲身上。他对母亲仍然深怀爱意和敬意，在他能够挖掘出社会关怀的残余部分之前，他需要找到减轻罪行的情境。当他得到了痴迷于残忍行为的劳工的支持后，终于麻醉自己，犯下了这个罪行。

第二个例子是关于玛格丽特·茨万齐格，被称为"著名的毒药杀手"的人。她是从慈善机构走出来的孩子，身材矮小，外表丑陋，正如个体心理学家认为的那样，这种人总是容易受到虚荣心的挑逗，渴望吸引人们的注意。她先是以卑躬屈膝的态度对人表现出友善，但经历了很多次的碰壁后，几乎陷入绝望。而后，她开始了杀人计划，曾三次用毒药毒杀女性，以赢得她们的丈夫。她觉得反而是这些人夺走了她的爱人，又找不到任何其他的"报复"手段，只能出此下策——假装怀孕并试图以自杀吸引男人们的注意。在她的自传中（很多罪犯都喜欢写自传，这在无意识中证实了个体心理学的观点，但她并未理解其含义），她这样写道："每当我做了什么坏事，我都想，没有人曾为我难过，那么我为什么要对他们遭遇的不幸而感到内疚呢？"

从这些话中，我们可以看出她正寻找借口怂恿自己走向犯罪。每当我主张要培养合作和关心他人的兴趣时，我经常听到的反驳就是："但是别人并不关心我！"我总是回应道："总得有人率先行动。如果其他人不愿意合作，那就不是你的问题。我建议你率先行动，不必去在意其他人是否会回应你的好意。"

第三个例子是一个长子的故事，他先天跛足，缺乏教养。他在弟弟面前充当了父亲的角色，这个联系反映了他追求优越感的决心，这种决心仍然可能具有其独特的价值。然而，我们也无法忽视他那深藏的骄傲和炫耀的欲望。不久，他将母亲赶出了家门，迫使她去乞讨，并嘲讽道："走开，你这个畜生。"对于这个孩子，我们无法不感到悲哀，他甚至对自己的母亲都没有一丝情感。如果我们早在他还是个孩子的时候就能认识他，或许就能得知他是如何踏上犯罪道路的。他长期失业，一贫如洗，身患严重的疾病。某天，他在归途中因为嫉妒弟弟的微薄收入，竟然杀害了亲弟弟。从这里，我们看到他对于合作的理解竟如此有限。没有工作，没有钱，患有疾病的困境，就能让他感到无法继续下去。

　　还有一个失去双亲的孩子的例子，他被寄养在溺爱他的养母家中，因此他成为一个被宠坏的孩子。在他的成长过程中，他虽行为不端，却总想表现出惊人的才华，给人留下深刻的印象，总是想高人一头。他的养母不仅没有阻止他，反而鼓励他，并对他产生了感情。他逐渐沦为骗子，不择手段地筹集资金。他的养父母是贵族后代，他于是操纵他们，挥霍他们的财产，最后将其赶出家门。恶劣的教育和溺爱使他不学无术、不务正业，于是只能以撒谎和欺诈的方式来应对生活的困难，使每个人都成为他欺骗的对象。他的养母对他的宠爱甚至超过了对自己亲生孩子和丈夫的爱，这使他产生了一种拥有一切的错觉，但他又低估了自己使用正当手段获取成功的能力。

　　我们已经明确指出，没有理由要让一个孩子沉浸在这种挫败感和深深的自卑感中，这会让他们认为合作是无意义的。面对生活的问题，没有任何人可以轻易地认输。罪犯采取了错误的解决手段，我们有责任为他们指明他们犯错的地方，以及他们为何会走上这条路，并且我们有责任教导他们认识到对他人的尊重和合作的勇气。我坚信，如果人人都深刻认识到犯罪是一种懦弱的表现，而非勇敢，那么罪犯们一定会失去最大的自我辩护，未来也不会再有孩子会选择走向犯罪的道路。在所有的刑事案件中，无论是否被明确描绘，我们都可以看到一个错误的童年生活方式的影子，这种生活方式往往能揭示出罪犯合作能力的深深缺失。我想强调的是，这种合作能力是需要培养和训练的，而不是通过遗传获得的。每个人天生都有合作的可能性，这种可能性需要被充分认识，并通过培训和锻炼来得到发展。我认为，除非找到那些在合作中接受过训练但仍然走向犯罪道路的人，否则其他所有对犯罪的观点都是冗余的。我从未遇到过这样的人，也没有听说有人遇到过。预防犯罪的最佳方式就是适当地教给他合作意识。只有当这一点被全面认识和接受时，我们才能期待避免犯罪。合作的能力可以像地理知识一样被传授，因为它是一个真理，而真理总是可以被传授的。如果一个孩子，或者一个成年人，在没有充分准备好的前提下接受地理知识的考验，那一定不会给出一个令人满意的答卷。同样，如果一个孩子，或一个成年人，在没有准备好的前提下接受合作知识的考验，也必然会失败，而我们人生中需要面对的所有问题几乎都需要合作的知识。

4

现在，我们已经完成了对犯罪问题的科学探究，必然有足够的勇气来面对这一真相。在人类的漫长历史中，我们始终未能找到正确的方式来解决这一问题。所有已经尝试过的手段似乎都无法改变这一悲剧现状，这场灾难仍在我们身边。通过研究，我们已经找到了原因：因为我们从未采取正确的步骤来改变罪犯的生活方式，防止其在错误的生活方式中越走越远。在此之前，任何其他的防止犯罪的措施都无法取得真正的效果。

让我们再次审视我们的研究发现。罪犯并不是人类社会的异类，他们与我们有许多共同之处，其行为可以被理解为人类行为的一种特殊变异。这个发现的重要性不言而喻：一旦我们理解了犯罪并非孤立的现象，而是生活态度的一种体现，一旦我们了解这种态度的形成过程，那么我们面对的就不再是一个无解的难题，我们就可以充满信心地加以改变。

我们发现，犯罪者在非合作的思维和行为模式中得到了长期磨炼，因为他们在早年的生活中就失去了对合作的概念，尤其在生命中最初的四五年。在那个时期，他们对他人的兴趣发展受到阻碍，这种阻碍来源于母亲、父亲和其他儿童的关系，所处的社会偏见，他们面临的环境困境以及其他诸多因素。我们还发现，所有的罪犯和失败者都有一个共同点，那就是他们对合作、对他人和对人类福祉的兴趣缺失。如果我们想要做出改变，就必须培训和教导他们这种合作能力。没有其他方法可以实现这个目标。一切都取决于这个单一的因素——合作能力。

罪犯与其他失败者有一点不同之处。罪犯在长期的反合作训练中失去了在生活的常规任务中取得成功的希望，然而，他们依然保有一种活力，所以只好将这种残留的活力投入无意义的生活领域。在这些无意义的事务中展示出足够的活跃度，和能让他们觉得自己与他们相似的人，即其他罪犯进行合作。在这一点上，他们与精神病患者、自杀者或酒鬼有所不同。然而，他们的活动领域非常有限，有时，他们的生活几乎只剩下犯罪和反复进行同一种犯罪。这就是他们生活的范围，他们被困在这个狭窄的囚笼中，无法喘息。从这里，我们也可以看出他们是多么缺乏勇气，这是当然的，正因为勇气不足，他们才不能参与正常的合作。

我们观察到，犯罪者其实一直在为其罪恶的生涯做心理和情绪上的建设：在日思夜想中，他们企图瓦解对社会利益的最后一丝念头。他们不断为自己寻找借口，寻找减轻罪行的因素，寻找使自己走上犯罪道路的借口。突破社会情感的壁垒并非易事，这个壁垒提供了巨大的阻力。但如果他们要犯罪，就必须找到一条路——或者深化他们的不幸感，或者借助酒精——以克服这个阻力。这帮助我们理解了罪犯们为何要不断地解读环境以确认自己的态度；也帮助我们理解了为什么我们无法通过争论让他们做出任何有效的改变。他们只选择用自己的视角看世界，为此做好了一切与世界抗争一生的准备。除非我们能发现这种态度是如何形成的，否则无法期待它会改变。然而，与他们相比，我们有一个绝对优势，那就是我们始终对他人有兴趣，这能促使我们找到真正有效的方法。

当罪犯陷入困境，没有勇气通过合作的方式去解决问题时，他们就会开始谋划犯罪，试图找到一种简单的出路。例如，当他们面临经济压力，需要赚钱时，这种情况尤为明显。他们会展现出与所有人一样的追求安全和优越的欲望，并希望解决困难，克服障碍，结果努力的方向超越了社会的规范。他们所追求的始终是一种虚幻的个人优越感，即试图击败警察、法律和社会组织来实现这一目标。他们在自我世界中发起了一场游戏——违反法律并逃避制裁，狡猾到无人能察觉他们。通常在首次被定罪之前，他们就已品尝过这种成功。

以上让我们看到了罪犯身上的一种自卑情结。但凡需要通过劳作或与人合作才能完成的任务，他们就会选择逃避，因为他们根本不认为自己有能力成功。不喜欢与人合作，也让他们在实际生活中遇到了更多的困难。所以，他们一般都会从事非技术性体力劳动。同时，他们不想自己的自卑情绪被看穿，所以总是会用一些虚幻的优越感来加以掩饰。一直以来，他们暗示自己要勇敢、要自信、要优秀，然而一个逃避问题的人又怎么可能成为真正的英雄呢？罪犯就是这样生活在自我欺骗中，看不清真正的现实，又拼命地否定现实，否则他们就只能放弃这种不劳而获的优越感以及罪恶的生活方式了。至此，我们才得以明白他们的想法："我是这个世界上最优秀的人才，谁不服从我的意志，我就让他死。""我多么聪明，即便做了违法的事，依然有办法逃脱法律的制裁。"

在先前的讨论中，我们已经了解到，生命初期遭受过度压力的孩子，以及被过度宠爱的孩子，很可能误入犯罪的歧途。我们也必须为身体残疾的孩子提供更多的关怀与照料，只有这样，才能阻止他们沉浸在自我之中，才能引导他们逐渐对他人产生兴趣。那些被忽视的孩子、那些在社群中无法受到喜爱和欢迎的孩子，他们在人际合作方面的经验是如此匮乏，甚至不知道如何展现自己以赢得他人的喜爱，以及如何与他人共同解决生活的挑战。通常，没有人会教授被宠坏的孩子如何靠自己的力量来获得渴望的东西，他们往往误认为世间一切皆可召之即来，只需轻轻一唤，总有人出现满足他们的需求。然而，若没有人满足他们的欲望，他们就会将错误归咎于他人，并排斥与他人的合作。我们可以在所有犯罪分子的行为中观察到这些共通性。因为从未学过，所以他们的合作能力十分匮乏，以至于总是用逃避的方式来应对生活中的难题，或者展现出一副无力应对的样子。因此，我们可以得出结论，唯一可行的方法就是教导他们如何合作。

到目前为止，我们已经汲取了丰富的经验，并获得了广泛的知识。我可以自信地说，借助心理学家的指导，我们已经知道如何去转变一个罪犯的生活方式了。然而，要想精准地找出每一个罪犯，单独地进行改造和治疗，以改正他们的错误生活方式，那将是一项巨大的任务。遗憾的是，在我们的传统观念中，当人们面临超出自身能力范围的挑战时，总是会倾向于避免合作，这就是为什么在经济不景气的时期更容易出现各种犯罪行为。我想，如果我们用这种方式来改变罪犯的生活方式，那么几乎每一个人都需要接受治疗。因此，我敢保证可以将每一个罪犯或类似的人有效地转变成愿意与人合作的良好公民。

尽管我们无法逐一转变罪犯的状态，但仍有众多的可能性和手段可以采用。比如，可以采取一些有效的措施，为那些生活压力沉重，如失业人员或在职场中找不到自己位置的人减轻负担。我们应设法为每个有志投身于事业的人提供基本的职业保障，让大多数人能够在社会压力较小的情况下维持生活，而不削弱他们已然薄弱的合作能力。毫无疑问，如果我们能始终如一地实施这样的措施，犯罪事件就会大大减少。尽管我不能确定社会是否能完全规避经济问题的困扰，但我们至少应该设定一个目标，并为之坚定不移地努力。

我们应为孩子们提供高质量的职业教育，让他们掌握更多解决问题的技巧，使他们能在社会中自由地发挥才能。在这个领域，我们已取得了显著的成果，而我们能做的就是继续努力，永不止步。尽管我们可能没有足够的精力和能力对每个罪犯进行一对一的纠正，但我们可以把他们聚集起来，提供必要的帮助和支持。例如，我们可以组织罪犯参与社会问题的讨论，就像我们现在正在探讨的问题一样，向他们提出问题，尝试打开他们封闭的心扉，引导他们走出自我制造的幻影。我们要尽力让他们意识到，他们对世界的理解是不够全面的，甚至是完全错误的。我们要鼓励他们正确地评估自己的能力，指引他们不在自身发展的过程中设立无谓的限制，帮助他们逐步走出恐惧，勇敢地面对社会问题。我深信，我们一定可以从这样的集体治疗中收获巨大的成功。

我们还应该避免激化罪犯或贫困群体的不满情绪。当贫富悬殊时，生活在底层的人往往会感受到深深的挫败感，仿佛是受到了一种挑衅。因此，我们要尽量减少不必要的炫耀，克制奢靡的作风。少数人拥有巨额财富、挥霍无度，其他人则收入微薄、捉襟见肘，这对整个社会而言并非有益。在应对那些落后或有问题的孩子时，我们已经认识到，用力量去挑战他们是无济于事的。他们把自己当成了勇于与周遭环境作斗争的勇士，因此更加坚持他们的态度。罪犯也是如此。无论在何处，我们都可以看到，警察、法官，乃至我们制定的法律都在对他们宣战，这让他们感到自己已到了生死存亡的境地。我们不应试图再用威胁来操纵他们，应该表现得更为沉默，不公然提及罪犯的名字，不再推动公众关注，那将会更好。我们必须转变态度，不能再幻想威逼利诱能改变罪犯，罪犯只有更深入地理解自己的处境时，才能得到真正的改变。当然，我们应该始终以人道主义的方式对待罪犯，不该试图用死刑来恐吓罪犯：实际上，死刑有时只会刺激他们在犯罪的道路上走得更远，就算被判死刑，他们也只会把被抓归咎于自己的疏忽大意。

我们应该更积极地追究犯罪行为背后的责任人，这将对我们的工作大有裨益。据我了解，至少有 2/5 的罪犯逃脱了法网；而这一事实总是在误导罪犯们更猖獗地犯罪。几乎每个罪犯都有过犯罪而未被发现的经历。对此，我们已经在这方面做出了改善，而且正朝着正确的方向努力。更为重要的一点是，罪犯无论是在狱中还是出狱后，都不应受到羞辱或挑衅。如果能找到合适的人选，我们可以在监督缓刑犯方面增加一些人手。但是，对于缓刑官的标准应适当提高，至少他们自身对于社会问题和合作精神的重要性应该有一个深刻而正确的认知。

尽管我们能够采取的方式有很多，但犯罪率仍未如我们所愿的那样降低。幸运的是，我们还有另一种策略，一种实用且成果显著的策略。如果我们能让孩子们从小就学会积极合作，培养他们对社会的兴趣，那么犯罪率将大幅度下降，而且这种影响会在不久的将来显现出来。这样的孩子不会被轻易煽动或引诱。无论他们在生活中遇到什么困扰和挑战，他们对社会的兴趣绝不会被轻易摧毁，他们协作解决问题的能力也将大大超越我们这一代人。大部分犯罪者通常在青少年时期就开始犯罪，尤其在 15 岁至 28 岁之间达到一个高峰。因此，我们的努力应该很快就能显现出成效。此外，我坚信，如果孩子能够接受正确的教育，他们的影响力将会深入家庭的每个角落。具有独立性和前瞻性、乐观并且发展良好的孩子对他们的父母来说是一种鼓励和安慰。合作精神将迅速扩散到全世界，从而将全人类的社会环境提升到一个更高的层次。其实，在孩子受到影响的同时，他们的父母和教师也间接地受到影响。

接下来，我们唯一的挑战就是如何找到最佳的策略，即需要什么样的方法来塑造孩子们，使他们有能力应对未来生活的种种挑战与问题。或许，我们可以尝试从培训父母入手？然而，这个提案不容乐观。首先，是该培训部分父母，还是训练所有的父母？一定是前者，因为我们不可能将所有的父母纳入我们的培训计划。其次，培训父母并不是一件容易的事，且最需要我们帮助的父母往往是最不愿意承认这一点的。我们无法直接与他们交流，因此必须另寻途径。或许，我们可以控制所有的孩子，将他们隔离起来，在严密的监控下，确保他们不会做错任何事。这个建议同样不具备可行性。事实上，的确存在一种方法可以实现这一条件，那就是通过教师和学校教育。我们可以将教师塑造成社会进步的推动者：可以培训教师去矫正家庭中的误导，扩大孩子们对社会和他人的兴趣。这是学校自然发展的一部分，因为家庭无法面面俱到地让孩子们面对未来生活的所有挑战，所以人类创造了学校作为家庭教育的延伸。那么，我们为什么不借助这个旨在使人类更具合作精神、更关注人类福祉的机构来实现我们的目标呢？

在此，你会发现我们的行动都要建立在以下理念之上，对此，我将简洁明了地将其阐述出来。我们在当下文化中享有的一切优点都是由那些为社会做出贡献的人通过不懈的努力赋予的。如果一个人没有合作精神，对他人不感兴趣，对社会没有做出贡献，那他们的人生就毫无意义，他们在世间活过的迹象也将逐渐湮灭在历史长河中。只有那些为社会做出卓越贡献的人，他们的事迹才会流传于世，他们的精神必将永远传承下去。如果我们把这个理念作为教育孩子的基础，他们将会深深地爱上与人合作。面对困难，他们也就不会轻易放弃，相反，他们还会有足够的力量去面对各种难题，并以符合人类共同利益的方式解决难题。

第十章　职业

1

一直以来，人类的生活被三种关系所纠缠，这三种关系塑造出生活的三大课题。这些课题看似互为独立，却必须统一解决，每一项的成功解决都与其他两项脱不了干系。首先，第一种关系构筑了职业问题。我们生存在地球表面，所有资源都来自地球——富饶的土壤、丰富的矿产以及各种气候环境。同时，地球也带给我们源源不断的问题，而如何面对并解决这些问题，一直是人类历史长河中永恒的课题，至今我们也不能自豪地宣称我们已经解决了所有问题。在人类的各个历史阶段，我们都竭尽全力地找到一些解决方案，但始终不会停下追求完美答案和提升自己的脚步。

然而，第一个课题的最佳解决之道，其实与第二个课题息息相关。与人类纠缠不休的第二种关系是，所有的人类都是同一种族，且共同生活在互相纠缠的第三种关系中。假如地球上只有一个人类，他从未看到过自己和与自己相似的生物，那么他的生活方式和行为肯定会与现在截然不同。只要我们与同类共同生活在地球上，就需要考虑他人，适应他人，对他人产生兴趣。因此，这个课题最好通过友谊、社会互动和合作来解决。解决了这个问题，那么第一个问题也将迎刃而解。

这是因为人们学会了合作后就能发现劳动分工这一伟大的法则是保障人类福利的重要基石。如果每一个人都试图在这个星球上独立生存，没有合作，不基于过去合作的成果生活，那么保障人类生命的任务将无法实现。通过劳动分工，我们可以利用许多不同类型的训练成果，整合许多不同的能力，以使所有这些都能为公共福利做贡献，并确保所有社会成员都能从中获得保障和更多的机会。虽然我们不能夸口已经实现了以上种种，也不能假装劳动分工已经达到了最大的产出，但是任何试图解决职业问题的尝试都必须在人类的劳动分工和为他人利益做贡献的框架内进行。

一些人试图逃避职业问题，选择不工作，或者寻找超越公共利益的个人活动。然而，我们发现，当他们试图规避这个问题时，就会需要依赖他人的援助来生存。他们依赖于他人的劳动成果，无须自己做出贡献，这是典型的被宠坏的孩子的生活方式：每当遇到问题，他都期望别人为他解决。那么，这种被宠坏的孩子的存在无疑阻碍了人类合作，对那些积极解决问题的人来说是不公平的，也给他们带来了负担。

与人类纠缠不清的第三个关系是人类有性别之分，一个人要么是男人，要么是女人。他如何与异性相处，如何履行自己的性别角色，将决定他在人类繁衍大业中所承担的角色和职责。性别间的关系构成了一个问题，而这个问题也无法独立于其他两个问题来解决。成功应对爱情和婚姻问题需要一个有助于劳动分工的职业，也需要与他人建立良好和友善的合作关系。就如我们所见，最高层次的解决方案在我们的时代，即最符合社会和劳动分工需求的解决方案，便是一夫一妻制。一个人解决这个问题的方式，往往能体现出他的合作程度，因为每个个体不可能完全复制同类的生活方式，他必须形成自己的生活方式。

2

以上这三个问题从未被割裂开来，它们相互影响，一个问题的解决会助力其他问题的解决。实际上，可以这样说，这三个问题只是同一情境、同一大问题的不同方面——人类需要在环境中寻求生活，并得到进一步发展。

在此，我们需要再次强调，作为母亲的女性在人类劳动分工中占据了相当重要的地位，她对人类生命的贡献无可估量。如果她关心孩子的生活，为他们成功走向社会铺平道路，如果她拓宽孩子们的兴趣范围，并教育他们合作，那么她所付出的努力和所做出的贡献对全人类来说都是无法衡量的。在我们的传统文化中，母亲所付出的努力和所做出的贡献经常被低估，甚至母亲这份职业被视为不引人注目或不值得尊重的工作，因此只能得到间接的回报，而不能像其他工作的回报一样可以用货币来度量，甚至全职母亲在经济上常常处于依赖他人的状态。然而，我们必须知道，一个美满的家庭，母亲和父亲的贡献同等重要。无论妇女是否承担家务劳动，是否有独立的工作，她作为母亲的角色，以及她对家庭的贡献并不比丈夫逊色。

母亲甚至是孩子职业兴趣发展的第一影响人。一个孩子在生命最初的四五年中日复一日地接受了怎样的教育和训练，决定着他们成年后的主要活动领域。每当有人找我进行职业咨询，我总是请对方追忆自己最初的记忆，回忆他那时对什么最感兴趣。人们对那段时期的记忆清晰地揭示了他们最开始所接受的那些最深刻的训练：它们是怎样起源的，以及对它基本的认知结构。关于早期记忆的重要性，我将在后面进行更深入的讨论。

接下来第二阶段的训练主要由学校负责。我相信，现在的学校更加关注孩子未来职业生涯的规划，于是特别注重孩子手、耳、眼的训练以及各种技能的开发。这样的训练和特定学科的教学同样重要。但是，我们不能忽视学科教学对孩子职业发展的重要性。我们经常听到成年人说自己已经忘记了在学校学到的拉丁语或法语，但这并不意味着教授这些学科是个错误。通过学习这些课程，我们积累了历史经验，而且更好地训练了所有的思维功能。很多注重创新的学校还非常重视职业技能方面的培训，如手工艺和手工制作的教育。这种方式可以丰富孩子的经验，增强他们的自信心。

如果一个孩子从小就十分清楚自己长大后想要做什么，那么他的成长路径就会更为简单。很多时候，我们询问孩子长大后的理想，大部分孩子都能给出答案。但这些回答并非是经过深思熟虑的。比如，当他们说想成为飞行员或火车司机时，他们可能并不清楚自己为何会做出这样的选择。我们的任务在于识别他们背后的驱动力，洞察他们努力的方向，理解他们的动力源泉，他们的目标是什么，以及如何具体实现这个目标。虽然这些答案往往只能反映出在他们的认知中，哪些职业最能显示他们自己的优越感，但我们也能从中探索出能帮助他们达成目标的其他机会。

我坚信，12岁到14岁的孩子应该已对他未来的职业有一个大概的认识。如果一个人对将来所要做的事一无所知，那么这将是件非常遗憾的事。当然，有的人会在表面上表现出无所求的样子，但这并不代表他们对任何事情都没有兴趣。很可能他们的内心充满了野心，只是缺乏足够的勇气去表达。在这种情况下，我们有责任帮助他们找出真正的兴趣所在，以及指出他们潜在的发展方向。遗憾的是，有些孩子在完成高中学业时仍旧对未来的职业模糊不清。这类孩子往往学业优秀，但对于自己的未来生活没有任何规划。这类孩子总是充满了雄心壮志，却缺乏合作精神。他们在社会分工中找不到自己的位置，也无法找到实现野心的正确方法。因此，早点让孩子思考他们未来想要做什么是极其有益的。我经常在学校里提出这个问题，这样孩子们就会被迫思考这个问题，而不是尝试遗忘或隐藏他们的答案。我还会追问他们为什么选择这个职业，而他们的回答往往会出乎意料地带给我一些思考和灵感。从孩子选择职业的过程中，我们可以窥见他的整个人生理念，我们从中得知了他的人生追求，以及他在生活中最看重的事物。

我们必须让他按照自己的选择对未来的职业做出评价，因为没有人能断言哪个职业是高尚的，哪个职业是卑微的。只要他真心投入其中，并致力于为他人做贡献，就是有价值的。他唯一的任务就是训练自己，努力维持自己的生活，将自己的兴趣整合到社会分工的大框架中。

3

有一类人在职业生涯中无论做了什么样的选择，似乎总是无法感到满足。这样的人所追求的往往不是职业本身，而是那种不需要努力便可获得优越感的保障。他们无法面对生活中的问题，因为他们坚信生活本不应该对他们造成任何困扰。这些人通常是被溺爱长大的孩子，一直期待有人来满足他们的需求。然而，大多数人实际上在生命最初四五年的时间里，无论男女都已经产生了某种兴趣，且深受其影响，但由于父母或经济压力等因素，他们不得不放弃自己的兴趣，从而走上一条无关兴趣的职业道路。这再次证明了儿童时期训练的重要性。如果我们在孩子的早期记忆中发现了他们对视觉事物的热爱，那么就可以推测他们可能更适合那些需要发挥视觉才能的职业。在职业指导中，我们一定不能忽视这些早期记忆。例如，一些孩子总能精准地复述与别人的对话，或者总是提到与声音相关的事，那么我们可以确定他是一个注重听觉的人，进而推测他可能适合从事音乐或其他相关的职业；我们可能还会发现一些孩子对动作相关的事印象深刻，那么他们一般比较喜欢运动，可以推测他们对与户外劳动或旅行相关的职业比较感兴趣。

还有这样一种情况，孩子们总是将家庭成员当作未来职业规划的目标，想要超越他们，特别是父母。这其实是一种非常有意义的追求，我们总是特别欣慰地能看到新生代取得比父辈更大的成就。在某种意义上，如果孩子希望在父亲所从事的职业上有所超越，那么父亲的经验可以为他提供一个极好的起点。如果一个孩子的父亲是警察，那么孩子可能会有成为律师或法官的雄心壮志；如果父亲是中学教师，孩子可能会立志成为大学教授。

　　通过细心观察孩子的行为，我们不难发现他们正在为将来的职业进行着无意识的训练。举个例子，如果一个孩子渴望成为教师，那么他时常会把小一点的孩子聚集在一起，与他们一起玩学校的游戏。孩子们的游戏常常能为我们提供一些洞察其兴趣的线索。例如，期待成为母亲的女孩会喜欢玩洋娃娃游戏，并且像在真的照顾婴儿一样，得到技巧的学习和训练。我们应该鼓励这种角色扮演，并主动给小女孩提供洋娃娃。虽然有些人可能认为给女孩洋娃娃会让她们变得不切实际、爱幻想，但实际上，她们是在通过游戏进行身份认同的训练，也在学习如何扮演母亲角色。这样的早期训练是有价值的，如果过晚才开始这样的训练，将不利于兴趣的定型。还有许多孩子表现出对机械和技术的强烈兴趣，就此可以推测他们期盼着未来在技术领域有所建树，如果让他们追求自己的兴趣并得到该方面的训练，那么他们将来在职业中可能会取得非凡的成就。也有一些孩子不喜欢扮演领导的角色，而是更愿意追随一个令人仰慕的领导者，无论那个令人仰慕的人是孩子还是成年人，他们总是习惯把自己置于下属的位置。我个人认为这并非一个好现象，我更希望能够帮助孩子们减少这种服从性的倾向。如果我们不能纠正这种倾向，那么孩子在未来可能会无法胜任领导职务，会更倾向于选择次要职务，工作态度也大多是例行公事，因为他们需要做的一切都已被规定好了。

　　如果让孩子在没有任何准备的情况下面临疾病和死亡，孩子通常会产生极大的与此相关的职业兴趣，萌生出成为医生、护士或化学家的愿望。我认为我们应该对此给予鼓励，因为我注意到，对医生职业充满兴趣的孩子往往从小就开始了有意识的职业训练，并会深深地爱上该职业。

　　那些在生活的早期阶段就显得无所事事、精神涣散或者倾向于懒散的孩子，我们需要及时纠正。当我们看到一个孩子在面对困难时显得手足无措，选择逃避，那么我们需要科学地分析这种错误的根源，并尝试用科学的方法进行矫正。假如我们生活在一个不需要任何努力就能使所有需求得到满足的星球上，那么懒散或许会是一种美德，而勤奋可能被视为一种恶习。但基于我们对于地球这颗星球的理解，有关职业问题的合理答案是我们需要努力工作，协同合作并做出贡献。这是符合常识的答案，也是一直存在于人类直觉中的观念。如今，我们更能从科学的角度明白这个观念的必要性。

　　所谓天才，便是从儿童时期就对他们进行职业训练而产生的有益结果。我相信，对天才问题的探讨能为我们整个主题提供独特的见解。只有那些为公共福祉做出巨大贡献的人才能被称为天才，一个没有给人类带来任何益处的人，我们还将其称为天才，那简直太可笑了。艺术本身就是最具合作精神的个体创造物，那些伟大的艺术家正是利用其超出一般人的聪明智慧为提升我们整个社会文化水平做出了卓越贡献。正如荷马在他的诗中仅仅提到了三种颜色，然后用这三种颜色区分世上所有的颜色。尽管当时人们很可能已经觉察出更多的颜色差异，但是大多数人都认为没有必要为其命名，因为这些差异看起来微乎其微。那么，是谁引领我们将现在有命名的颜色加以区分了呢？这就要归功于艺术家和画家了。同样，作曲家极大地锻炼了我们的听力，我们现在之所以能够以和谐美妙的语调交谈，而不是像原始人那样粗犷，都要归功于音乐家的贡献，是他们滋润了我们的心灵。而对于谁丰富了我们的思想，让我们学会更好地表达和理解，则要归功于诗人。他们丰富了我们的语言，使其变得更有弹性，更能适应生活的各种需求。

毫无疑问，天才是所有人类中最具合作精神的。我们可能无法在其行为和态度中看到合作能力，但是在他们的全部生活中，我们可以清楚地看到合作精神的存在。他们的合作并不像其他人那样容易，他们往往需要走一条艰难的道路，面对诸多的挑战。这常常从一个不完善的身体开始，许多杰出的人物都存在某种身体器官的缺陷，而且，他们往往在生活的早期阶段就面临严重的困难，可是在不懈的努力下，他们成功克服了困难。特别需要注意的是，他们是如何在早期确定兴趣的，又是如何在儿童时期进行努力训练的，他们是如何提高自己的感知力，从而接触人生的种种问题并尝试理解它们的。从这种早期训练中，我们可以看出，所谓的艺术和天才均是他们自身创造的，而不是来自大自然或遗传的无偿馈赠。他们为此奋斗，而我们因此受益。

早期的努力奋斗构筑了后期成功的坚实基础。设想一个场景：一个三四岁的小女孩，独自一人为她的玩偶缝制帽子。当我们发现她的这个行动，赞赏她制作出的美丽帽子，并建议如何改进时，这个小女孩就得到了鼓励和激励，从而更加积极地投入其中，提高技艺。然而，如果我们对她说："放下你手中的针，它可能会伤到你。为什么要亲自做帽子，我们可以出去买一个更好的。"那么她可能会就此放弃这项努力。假如在未来，我们可以对这两个女孩加以比较，会发现，第一个女孩发展了艺术品位，对工作充满热情，而第二个女孩则茫然无措，面对一切好的事物时，她始终停留在花钱购买上。

家庭环境中，如果过于强调金钱的重要性，那么孩子们可能会认为挣钱的多少是评价工作的唯一标准，这是一个重大的误区，会导致孩子无法通过自己的兴趣而对人类做出贡献。每个人都应当为生活而劳动，这是不争的事实。然而，如果一个孩子只对挣钱感兴趣，那么他可能会迷失在合作的道路上，只关心自我利益。如果"挣钱"是他唯一的目标，并且没有任何社会利益与之挂钩，那么他可能丝毫不会排斥通过欺诈和抢劫来达到目标。即使情况没有那么极端，即使他在牟取利益的过程中对社会仍然保有一些兴趣。这种人赚了再多的钱，对其他人或对社会而言也是毫无价值的。在当今这个时代，人们可能会认为这种方式就是成功的，即使他谋取利益的手段并不那么光明正大，但只要他变得富有，就无可厚非。然而，我们不能因为错误的方式在某个时刻看起来是成功的，就认可了这种方式。虽然我们不能保证一个以正确的态度生活的人会获得成功，但至少可以保证，这样的人会始终保持勇气，且永远值得尊敬。

职业有时被误用作遮蔽社会问题和情感问题的幌子，人们借此逃避矛盾和困扰。在社会生活中，人们往往将工作繁忙当作逃避恋爱和婚姻问题的理由。有时，人们甚至将此作为婚恋问题失败的借口，全身心地投入工作，然后辩解说："我没有时间经营我的婚姻，所以我不该为婚姻的不幸负责。"在神经症患者中，这种逃避社会和情感问题的现象尤为突出。他们避开异性，或者以错误的方式与之交往，他们没有朋友，对别人也毫无兴趣。但他们夜以继日地忙于自己的事业，即使在床上也思绪纷飞，一刻也不能停。他们把自己置于紧张的境地，从而引发神经症状，如胃部不适或其他问题。他们会觉得，胃的问题正好帮他们避免了必须面对的社会和情感问题。在其他情况下，这个人也可能会频繁更换职业，想以此找出更适合自己的职业。结果，最后来看，他似乎从未真正拥有过一份职业，因为他只是在不同的事情之间摇摆不定。

面对有问题的儿童，我们的首要任务是找出他们主要的兴趣所在，然后在一个较大的范围内鼓励他们。对于那些尚未确定职业的年轻人，或者在职业上失去方向的老年人，我们应该能准确发现他们的真正兴趣，并通过正确的指导，帮助他们找到职业，谋求工作。这谈何容易？在我们的时代，失业是一个让人担忧的问题。这并不符合我们努力提倡合作性的期望。因此，我坚信，所有认识到合作重要性的人都应该努力确保所有希望工作的人如愿以偿。我们可以通过推广培训学校、技术学校和成人教育来实现这一目标。许多失业者都没有受过正规的训练，技术也不熟练，其中的一些人也可能对社会生活缺乏兴趣。这些人对社会来说都是沉重的负担，于是他们深深地感到自己被落在了后面，处于不利的地位。如果大部分犯罪者、神经症患者和自杀者都是没有受过训练和技术不熟练的人，那就不难理解了。正是因为他们训练不足，才被远远地落在了后面。所有的父母和教师，以及所有对人类未来发展和进步感兴趣的人，都应该努力让所有的孩子在步入工作岗位之前接受更好的训练，拥有更强的解决问题的能力。

第十一章　人际交往

1

　　自古以来，人类就学会了与同类交际和合作，并通过对他人的关心和关注实现进步。家庭作为一个充满对他人关心和兴趣的结构，自古以来就是社会的基石。翻阅历史的长卷，我们可以看到，人类总是有意识地缔结家庭。原始部落通过共享的象征符号来凝聚部落成员，这些象征符号是为了联结人们，以实现协同合作。

　　婚姻被视为影响整个群体利益的事务。每一个崇拜同一图腾的"兄弟"都必须按照社会规定在自己的群体外寻找配偶。我们还需意识到，爱情和婚姻并不只是私人事务，更是全人类应以心灵和精神参与的共同使命。婚姻带有责任感，因为这是全社会期望的任务，每个人都关注着是否能诞生健康的孩子，这个孩子是否能在合作精神的熏陶下健康成长。因此，全人类都应该学会在婚姻中达成合作。原始社会的图腾和复杂的婚姻制度在今天看来可能显得有些荒谬，但在那个时代，它们的作用无法估量，因为它们充分提升了人类的合作精神。

一个被宠坏的孩子可能会质问我们："我为什么要爱我的邻居？我的邻居爱我吗？"这样的问题揭示了他在合作方面的训练不足，以及他对自我的过分关注。那些对他人无兴趣的人，通常是生活中最具挑战性的个体，他们往往也是给他人带来最大伤害的人。人类所有的失败都源于这样的个体。

众所周知，世界上存在许多具有可行性的政治制度，但若离开了合作的创造，政治将无法实现任何目标。每个政治家的终极目标必须建立在提升人类的基础上，而人类的提升意味着合作程度要不断提高。我们很难对哪位政治家或哪个政党能真正为人类带来提升做一个统一的判断，但每个人都会根据自己的生活方式进行主观判断。如果一个政党在自己的圈子里创建了一种协同合作的良好氛围，我们便有理由认为这个政党要相对好一些。同样，如果参与民族运动的人的目标是培养孩子学会真正的合作，增强社会感情，那么他们有权按照自己的传统崇拜自己的民族，影响和改变法律，以他们认为的最好的方式行动。我们不应该反对他们为此所做的努力。阶级运动也是一种团体运动和合作，如果它的目标是提高人类的生活，我们应该避免偏见。因此，如果从增进对他人兴趣的作用来对所用的运动予以评估，我们会从中发现许多可以增强合作的途径，有些方式更好，有些更差，但如果认同合作的目标，就没有必要因为某种方法不是最佳的而去攻击它。

2

我们必须反对的是那种只关注个人得失，只寻求个人利益的生活态度，这无疑是阻碍个人与公共进步的最大障碍。人类迄今所迸发出的所有能力，从根本上都源于对他人的兴趣。语言、读写等都预设了一种与他人的联结。语言本质上是社会约定俗成的，是社会关系的产物。理解不仅是个体的能力，还是集体共同的追求。理解，就是我们期待以所有人都能理解的方式去理解，这意味着将自己与他人通过共同的意义连接，受所有人类的共识驱动。然而，有些人以追求私人利益和个人优越感为首要目标。他们赋予生活以私人的意义，在他们看来，生活仅仅是自己的，理应以他们的意志为转移。然而，这并不是真正的理解，这个想法也无法与全世界达成共识。因此，我们发现这样的人无法与同类建立联系。

一个过于关注自我的孩子，他的面庞上往往带着一种窘迫或空洞的表情。而这样的表情，我们常常可以在罪犯或精神症患者的脸上发现。他们的眼神没有与他人建立联系，他们有着独特的看世界的方式。有时候，这样的孩子或成年人还表现为避免与同伴的眼神相接触，当我们与其目光对视时，他们总是将目光转向其他地方。许多神经症状，例如强迫性脸红、口吃、性无能或早泄等，都有同样的问题：这个人对他人缺乏兴趣，而无法与他人建立有效的联系。

一个人的孤独感达到顶点时，无疑会发展到疯狂的境地。即使是疯子，只要还能激起他对他人的兴趣，也并非治愈无望。但疯子一般很难与人建立联系，他们比任何人都更远离人类的本质。因此，让疯子恢复正常简直比登天还要难。在帮助他们治疗之前，我们必须赢得病人的合作意愿，然而要想做到这一点，只能通过耐心和始终保持仁爱友善的心态来实现。有一次，我受邀去为一位患有精神分裂症的女孩提供帮助。八年来，她病魔缠身，最后两年一直在精神病院度过。她犹如野兽一般咆哮着，流着口水，撕扯自己的衣物，嚼食自己的手帕。我们可以看到，她对人类的兴趣已经发展至严重脱离的地步，开始扮演狗的角色。该怎样理解这一行为呢？或许她觉得自己在母亲那里得到的就是狗一样的待遇，或者她的潜意识是说："对人类越了解，我就越想变成一只狗。"

我尝试着与她连续交流了八天，但始终没有得到她的回应。我仍坚持与她交流，直到一个月后，终于赢得了她的信任，在我的鼓励下，她才含混不清地开始吐字。这种类型的病人在最初得到鼓励时往往会不知所措，然后表现出极度的抵触情绪。可一旦他们的勇气有所恢复，但不足以支持与人合作时，我们要预见到下一步该做些什么。他们就像问题儿童一样，会试图搞破坏，会打碎一切能碰到的东西，或者对看护人员发起攻击。

当我再与这个女孩交谈时，她打了我。我应该如何应对，唯一能让她意外的办法就是不进行反击。你可以想象一下，这个并不强壮的女孩，她打了我，而我依然友善地看着她。她完全没有预料到这一情况，这让她发起的挑衅失去了用武之地。她才刚刚恢复一点勇气，现在该如何更好地运用它们呢？她不知道，于是，和我交流成了她唯一的途径。结果她的手被玻璃割伤，我没有责怪她，反而帮她包扎伤口。对待她的暴力行为，只一味地将她束缚并锁在房间里是行不通的。如果我们希望赢得女孩的信任，就得来点不一样的。人们对待疯子的最大误区就是总是期待他像正常人一样行事。几乎所有人都会陷入这样一个误区，因为精神病人不能像正常人那样回应而感到恼怒和不安，比如他们的拒食行为，疯狂撕扯自己衣服的行为，等等。事实上，唯一能帮助他们的方式就是放任他们继续这么做。

绚丽的阳光照耀着新的一天，那位曾经患有精神疾病的女孩也已经步入了健康的新人生。一年以后，她的身心状态仍然保持稳定。某天，我在去往那所她曾经待过的精神病院的路上与她相遇。她询问我:"您要去哪?"我回答道:"和我一起走吧,我要去你曾居住过两年的那个医院。"于是,我们二人一起走进那家医院,找到了曾经负责治疗她的医生,我建议他们可以趁我去探望另外一位病人时聊一聊。等我返回时,那位医生显得有些恼火:"她完全康复了,但有一件事令我不悦,她不喜欢我。"现在已经十年了,我偶尔还会碰到这个女孩,而她始终保持健康。她能生活自理,还能与人和谐相处,根本没人相信她曾经饱受精神疾病的困扰。

有两种病症尤其能显现出人与人之间的隔阂,一种是偏执症,另一种是抑郁症。偏执症患者往往会针对全人类,他们坚信人类同胞正串通起来用阴谋陷害他。抑郁症患者则总是会自我指责,诸如"我毁掉了整个家庭"或是"我输光了所有的钱,孩子们可能会饿死"之类的。然而,这种自责其实只是对外界的掩饰,事实上他指责的另有其人。例如,一位社会地位显赫、影响力十足的女性,在一次事故后,无法再参与社交活动。她的三个女儿也已经结婚,同时,她还失去了丈夫,这让她感到十分孤独。她曾经是社交圈里的宠儿,她想要找回那个风光无限的自己。于是,她开始在欧洲游历,结果她很快发现,自己不再像从前那样受人瞩目了,在欧洲之行还没结束时,她就已经深陷抑郁了。朋友们纷纷离她而去。当时的情境对这位抑郁症患者来说本身就是极大的挑战。于是,她给女儿们发电报,但她们都以各种借口为由而拒绝过来看她。回家后,她最常对人说的就是:"我的女儿们对我真的很好。"事实上，女儿们仍然留她独居，只是雇了一名护士照料她的起居，然后隔一段时间才来看她一次。我们不能从表面意思来理解这句话，实际上任何了解抑郁症的人都能明白，这分明是一种控诉。抑郁症的发作本身就是因为长期积累了太多对他人的愤怒和责备，但他们为了获得更多的关怀、同情和支持，表面上只会把这种埋怨发泄到自己身上，因此而表现得灰心丧气、惆怅抑郁。一位抑郁症患者的早期记忆一般是这样一种场景："我记得我想躺在公园的长椅上，但哥哥先我一步抢占了位置。我哭得很厉害，以至于他不得不把位置让给我。"

　　重度抑郁症患者通常会有自杀的倾向，应对这种自杀倾向的最好办法就是切勿让他们有自杀的机会。在医治抑郁症患者的过程中，我总结出一个原则，即提醒他们："不做任何让你感到不适的事。"这个原则看似简单，却能直接触及问题的核心。假如抑郁症患者能如他所愿地去选择做或者不做某些事，那他又能以什么借口向他人施以责备呢？又有什么理由进行报复呢？我总是这样对他们说："如果你想去看电影，或者想出游，那就去。若你在路途中突然不想继续了，那就停下。"这种状态对任何人来说都是最理想的，能满足他们所有的优越感，让他们犹如上帝般可以自由地做他们想要做的事。然而，这其实违背了抑郁症患者的生活方式，他们习惯于掌控和指责他人，若他人总是有求必应，就没有办法再对他人多加指责了。这个原则对他们来说实则是一种解脱，我的病人因此再没有萌生过自杀的想法。当然，对于抑郁症患者来说，最好的做法是有人能对其进行严密看护，但我的病人大多都并未得到过密切的看护。只要有人一直在他们旁边，便可以有效避免危险了。

病人时常会回应说："我根本找不到我愿意做的事。"由于听到过太多这种反馈，我对此早已有所准备。"那么，请尽可能避免做你不喜欢的事。"我总是如此回应道。有时，他会说："我就希望我能一天到晚躺在床上。"我知道即便我同意他这么做，他也很快就会厌倦这种日子，但若我阻止他，他便会产生反抗心理。因此，我总是对他们有求必应。

这只是原则之一，还有一个原则能更加直接地挑战他们的生活方式。我告诉他们："按照我要求的去做，你在两周内就可以痊愈。试着每天思考一下这个问题，即如何才能让他人感到开心。"要知道这对他们意味着什么，他们总是在思考"如何才能让他人感到烦恼"。然后，我得到的回答十分有趣，有些人会说："这对我来说不是很容易吗？我一生都在这样做。"而实际上，他们从未这样做过。我让他们再深思熟虑些，但显然他们并没有。我告诉他们："当你晚上失眠时，可以认真想想怎么让别人开心，这将对你的健康有很大帮助。"第二天当我再次见到他们时，问道："你是否认真思考了我昨天提出的建议呢？"他们会回答说："我昨晚一上床就睡着了。"当然，以上这些建议都应以谦逊而友好的方式展开，不能流露出丝毫的优越感。

　　有的人也会反驳："我无法做到，我自己的烦恼就够多了。"我会告诉他们："没关系，尽管烦恼你的，但偶尔心情好的时候，也不妨为他人考虑一下。"我希望他们能将关注点尽量转移到他人身上。许多人会质问："我为什么要让别人开心？别人从未让我开心过。"我会回答："就当是为了自己的健康着想。"但愿他们在之后的日子里会有所领悟。遗憾的是，很少有病人会说："我考虑了你的建议。"我所有的努力都旨在提升病人对社交的兴趣，因为我知道他的病根就在于缺乏合作精神。我希望病人也能察觉到这一点：只要他能在平等合作的基础上与他人建立联系就能痊愈。

　　缺乏社交兴趣的另一种显著表现是所谓的"疏忽犯罪"。譬如，一个人不小心掉落了一根燃烧的火柴，从而引发了一场森林大火。或者像最近的一个案例，一个工人在下班回家的路上把电缆线随意丢在马路上，刚好一辆汽车经过，撞上了电缆线，车内的人因此而丧生。在两个案例里，并没有人故意去做坏事。从道德层面上来看，他们似乎并没有明显的过错。但问题在于，他们缺乏关注他人的训练，从而不会主动采取措施来保护他人的安全。在现实生活中有很多这样的案例，从那些衣冠不整的孩子，以及无意间踩到他人、打碎餐具或者把装饰品从壁炉架上打落的人身上，我们看到了同样的合作精神的缺失。

　　人们对同类或同伴的兴趣一般是在家庭和学校中逐渐培

养出来的。当然，我们之前已经讨论过一些会阻碍孩子兴趣发展的障碍。社会情感本身并不具备遗传性，但社会情感的潜力是可以遗传的。这种潜力是根据母亲的技能和她对孩子的兴趣，以及孩子对自己的环境的自我评估来发展的。如果他觉得周围的人都是敌对的，觉得自己被敌人重重包围而走投无路，那么我们便不能期待他能像正常孩子一样交朋友，也不能期待他成为别人的好朋友。他可能会觉得别人都应该是他的奴隶，那么就不要指望他会为别人做出贡献，他只会统治别人。如果他只关心自己的感受以及自己是否舒适，那么他终有一天会被社会所淘汰。

我们已经讨论过，对孩子来说，让他感到自己是家庭的一员，并对其他所有成员保持兴趣是至关重要的。我们也理解到，父母也应该成为彼此的挚友，并在外部世界中拥有深厚的友谊。这样一来，他们的孩子便能意识到在家庭之外也有值得信赖的人。同理，学校也需要让孩子感到自己是班级的一员，是其他孩子的朋友，他们可以相互依赖，建立友谊。家庭生活和学校生活都是为个体融入更大的整体做准备的，其目标是培养出一个对人类整体产生归属感的个体。只有在这种情况下，他才能保持勇气，毫无压力地面对生活中的难题，找到解决问题的方法，从而为他人的福祉做贡献。

如果他能与所有人建立友谊，通过有益的工作和幸福的婚姻为他人做出贡献，他就永远都不会感到自己不如别人或被别人打败。他会在宇宙中找到归属感，因而总能置身于友好的环境中，遇见他喜欢的人，面对所有的挑战都能从容应对。然后，他会产生这样一种感觉："这个世界是我的世界。我理应主动行动和安排，而不能对任何事袖手旁观。"他会深信，现在只是人类历史的一个片段，他也只是整个人类历史进程中过去、现在和未来的一部分。但他也会意识到，现在正是他实现创新使命并对人类进步做出贡献的时刻。这个世界上无疑存在着邪恶和困难、偏见和灾难，即便这样，它也是我们自己的世界，它的优点和缺点同样属于我们。我们要在其中努力工作并改善它，我们也可以这样认为，只要人们在生活和工作中保持正确的心态，找到正确的途径，承担起相应的责任，就已经是在为人类做贡献了。

　　承担责任意味着人必须以合作的方式承担解决生活中三大问题的责任。我们对一个人的期待以及我们能给他的最高赞美，就是他是一个优秀的合作者，与朋友平等友爱，在爱情和婚姻中是好的伴侣。如果一定要以一句话来总结，那就是他是一个友善的人。

第十二章　爱情与婚姻

1

　　据说德国某个地方保留着这样一个传统习俗，用于评测订婚男女是否能共赴美满的婚姻生活。婚礼之前，人们会把这对新人引到一片空地，等待他们的是一根被砍倒的树干。然后，他们会递给新人一把双人用的锯子，让他们锯这根树干。这一过程可以体现出他们能完成的合作究竟可以到哪种程度。这是需要两个人完成的任务，如果他们之间缺乏信任而互相抵触，是无法完成任何任务的。如果他们中的一人想要主导并单独完成所有任务，那么，即便另一个人让步，完成任务也将付出双倍的时间。他们二人都需要展现出积极主动的态度，并将这种主动性和谐地结合在一起。这些德国村民深知，合作是婚姻生活的基石。

　　如果让我给爱情和婚姻下一个定义，我会如此定义，尽管它并不能全面解释爱情和婚姻："爱情及其实现形式——婚姻，是对异性伴侣最深入的奉献，这包括了身体的吸引力、友情和生育子女的决定。可以轻易地得出结论，爱情和婚姻实质上是一种合作形式——不仅是为了两个人的利益，还是为了全人类的福祉。"

这一观点事实上为这个问题所涉及的每一个角度都提供了解答。即使是身体上的吸引力，对于人类的进步也是至关重要的。正如我经常指出的，由于生理的不完美，人类在贫瘠的地球上的生存环境并不十分理想。我们维持人类生命的主要手段就是生育，因此我们的生育能力和对持久的身体本能的吸引力是至关重要的。

在现代社会，我们发现所有关于爱情的问题都充满了困惑和争议。已婚夫妇面临这些问题，父母在关注这些问题，整个社会也都会受到牵连。因此，如果我们试图得出正确的结论，必须秉持中立、毫无偏见。我们必须遗忘已经学到的知识，尽我们所能进行调查，不让任何声音干扰我们进行全面而自由的讨论。

我们无法将爱情和婚姻问题孤立来看，也不能完全按照自己的观点来处理这些问题。每个人都受到某种特定关系的束缚，人们的发展在某个特定的框架内进行，因此必须做出符合这个框架的决策。这些主要关系被限定在茫茫宇宙中的某个特定地点，并在环境的限制中发展；我们与同类生活在一起，必须学会适应他们；我们生活在两性之间，而种族的命运就取决于这两性之间的关系。

一个人如果时刻关注他的伙伴和全人类的福祉，那么他的每一次行动都将以此为导向。他会尝试解决爱情和婚姻的任何问题，并讲究方式方法，以避免伤害其他人的福利。他可能并没有意识到——如果你问他，他可能也无法科学、准确地描绘出自己的目标。但他仍会自发地追求人类的福利和进步，这种追求会在他的所有行动中显现出来。

然而，有的人对全人类的共同福利并不感兴趣。他们的生活观不是以"我能为我的伙伴做什么"或者"我怎样才能融入这个集体"为出发点，而是以"生活的意义是什么？我能从中得到什么？它会给我什么回报？别人关心我吗？我得到足够的赞赏了吗？"为中心。如果一个人的生活态度是这样的，他在解决爱情和婚姻的问题时也会持同样的态度，他会一直在问："我能从中得到什么？"

爱不是像一些心理学家所认为的那样仅仅是自然的产物。性是一种驱动力或本能，但爱情和婚姻的问题并非只在于如何满足这种驱动力。无论我们走到哪里，都会发现，我们的驱动力和本能已经被开发、培养并得到升华。我们学会了压制一些欲望和倾向，学会了尊重他人，避免冒犯他人；我们也学会了如何穿着适宜，如何保持清洁；我们甚至在食欲的满足上也培养出了独特的格调和礼仪。所有的驱动力和本能都已经严丝合缝地适应了我们的集体文化，都反映了我们对人类福祉和集体生活的尊重和努力。

当我们将这种理解应用到爱情和婚姻问题上时，我们会重新认识到人类的整体利益始终占据着核心地位，并与对人类的兴趣密切相关。这是最重要的。只有当我们以整体的视角来考虑这些问题，将整体的福利作为考量标准时，我们才能全方位地理解爱情和婚姻，才能提出有效的缓解策略，推动变革，制定新的规则。在这之前，任何讨论都是徒劳的。我们或许还能进行一些改进，或许可以继续努力找到更全面的解答，即便得到了更好的答案，也是建立在这样更深入的考量上：我们必须生活在地球上，我们处于两性关系之中，且需要彼此合作。只有当我们的答案充分考虑到这些条件时，所得的真理才是永恒的。

假如我们采纳了以上方式，那么我们将在爱情中发现很多问题，而第一个问题就是爱情的本质是两个人的共同合作。这对许多人来说无疑是一项新的任务。无论生活还是工作，我们都或多或少被教育要独立、要自立，而很少有机会体验到两个人一起工作的情况。因此，这种新的条件带来了新的问题，但如果两个人彼此关心，则更容易保持对对方的兴趣，这个问题也迎刃而解了。我们甚至可以进一步说，为了完全解决两人间的合作问题，每一方都需要比关心自己更关心对方，这是爱情和婚姻成功的唯一基础。这无疑让我们看到了既往许多关于婚姻的观点和建议中的错误之处。如果每一方都更关心另一方多一点，任何一方就不会感到被压制或被忽视，只有当两个伴侣都持有这种态度，平等才能成为可能。每一方都应该致力于使对方的生活更轻松、更丰富。这样，每一方才会都获得安全感，才会都感到自己是有价值的，是被需要的。于是，我们发现了婚姻的基本保障，也发现了在这种关系中所谓的幸福的标准，那就是你感到自己是有价值的，是无可替代的，你的伴侣需要你，你的行为是正确的，你是一个真正的朋友。

在任何合作中，任何一方都无法接受次等的地位。如果一个人试图主宰，强迫另一个人服从，那么他们两人就无法构建一个有意义的合作生活。在我们当前的环境中，许多男性，甚至也有不少女性，坚信男性应该主导和命令，扮演领导者和掌控者的角色，这就是导致我们婚姻如此不幸的罪魁祸首。没有人能在愤怒和反感的情绪中容忍自己被贬低，伴侣必须是平等的。只有当他们平等时，他们才能找到解决问题的方法。例如，在是否要孩子的问题上必须达成一致，他们要明白，生育或者不生育都是一种在为人类未来做贡献方面的考量；他们在教育问题上也必须达成一致，要意识到，不幸的婚姻会给孩子带来伤害，会阻碍他们的健康成长。

在我们现代文明社会中，人们对于合作往往并未充分准备好。我们的教育过度强调个人成就，过于关注我们能从生活中得到什么，而不是我们能为生活做出什么贡献。因此，当两个人在婚姻中紧密共处时，任何一方在合作或对他人产生兴趣上有所缺失，都可能带来严重的影响。对于大多数人来说，这是他们第一次经历这种亲密关系，并不习惯去关注另一个人的利益、目标、欲望、希望和抱负，因此并未做好当前的合作准备。因此，我们看到周围人总会因此而犯错，这并不奇怪，现在开始学习也不算晚，至少可以避免再次犯错。

如果不进行这种专门的学习和训练，那么想要解决成年生活的危机几乎是不可能的，因为我们总是根据自己的生活经验，按照自己的生活方式做出反应。婚姻并不是简单的、水到渠成的，它需要认真准备。在一个孩子的行为、态度、思维和行动中，我们可以看出他是如何为成年的生活环境进行准备的。五六岁时，他对爱情的基本观念其实已经形成。在孩子的成长早期，我们就可以观察到他正在形成自己对爱情和婚姻的理解。我们不应把这种理解误解为成年人意义上的性冲动。他只是自然而然地在塑造他对于社会生活的一部分观点，因为他感到自己是社会生活中的一员，而爱情和婚姻是他所处环境中的某个元素，这些都构成了他对未来的设想。他必然要去理解它们，从而对这些问题采取一种立场。

孩子们在年幼的时候就表现出他们对异性的兴趣，当他们能自主选择他们喜欢的人时，我们绝不能将这种情况误解为错误、困扰或过早的性倾向，我们更不应嘲笑孩子或将孩子的行为当作笑柄。我们应当将孩子的这一行为视为他们对未来的爱情和婚姻所做的准备。我们应与孩子一起，视爱情为一项奇妙的任务，一项他们应该做好充分准备的任务，一项涉及全人类的重大任务。这样我们就能在孩子们的内心种下一颗理想的种子，使他们在成年后能够作为对方合格的伙伴和朋友，在相互奉献的爱情中不期而遇。尤其值得注意的是，我们还能欣喜地看到，虽然他们亲眼所见父母的婚姻并不总是和谐幸福的，但他们由衷地支持一夫一妻制。

我始终认为，父母永远不应该过早地向孩子揭露性的生理奥秘，或者告诉他们超出其愿望理解范围的内容。孩子对婚姻的理解无疑是最为重要的。如果他们被以错误的方式引导，他们可能会视其为恐怖的甚至超越他们理解力的事物。从我个人的经验来看，那些在很小的时候，大概五六岁的时候，就被告知了成人情感关系的真相，或者过早地有了性的体验的孩子，在后期的生活中对于爱情的恐惧往往更深。他们会把身体的吸引力和危险紧密联系在一起。然而，如果一个孩子在他开始接触并体验性的时候已经足够成熟，他就不会那么恐惧，他正确理解性关系的可能性也会大大提高。我们应该铭记的关键是，我们绝不能向孩子撒谎，也不能避开他们的问题。我们需要洞察他们所提问题潜藏的真正含义，只回答他们想要了解的部分，只提供我们确认他们能理解的信息。过度的热情和干预可能会导致对孩子的伤害。在这个问题上，正如其他所有生活问题一样，让孩子保持独立性，通过自身努力去探索他们想要知道的事情通常是最好的策略。如果他们与父母之间建立起十足的信任的纽带，他们多半不会受到任何伤害或刺激，而是会自然而然地去询问他们需要知道的问题。有一种普遍的误解，认为孩子们可能会被同伴的解释所误导。然而，我从未见过一个在其他方面都很健康，而在这件事上受到伤害的孩子。孩子们并不会全盘接受同伴们告诉他们的一切，而且大都会以一种批判的态度对待。他们如果对被告知的事情有所疑虑，就会向自己的父母或兄弟姐妹询问。我必须承认，在这些问题上，孩子们往往处理得比长辈们更加细腻、得体。

成年人面临的身体吸引力也是在童年时期就得到了训练而形成的。孩子们对于爱和吸引力的感知，以及周围异性成员给他们的感知——这些都是身体吸引力的开始。当一个男孩从他的母亲、姐妹或周围的女孩那里得到对异性的最初印象时，在以后的生活中，他也会偏好选择同样类型的吸引力。有时他也会受到艺术创作的影响，毕竟每个人的审美不同。因此，在后来的生活中，一个人在受到类似的训练后，就不再有广义上的自由选择，他只会沿着他接受训练的那条路线进行选择。这种对美的追求并非无意义。我们的审美情感始终建立在我们首先是健康和具有进步倾向的人类，因此，我们所有的功能、所有的能力都是朝这个方向发展的，且无法逃避这个事实。我们往往把那些美好的、对人类和人类未来有益的事物视为永恒的，进而希望我们的孩子也向着那个发展方向奋进。这就是不断吸引我们的审美观。

有时，男孩很容易与母亲疏远，女孩很难与父亲建立亲密关系（这种情况通常发生在不稳固的婚姻关系中），那么他们在选择异性时就会寻找与其父母相反的人格类型。例如，如果男孩的母亲一直对他唠叨不停、吹毛求疵，他性格又软弱，害怕被主宰，那么多半会找个看起来不会主宰他，而又很容易被他驯服的伴侣。但对他来说，以这种不平等关系建立起来的婚姻一定是不会幸福的。有时，如果他想证明自己的力量十分强大，就会找一个看起来也很强大的伴侣，不论是出于喜欢，还是出于想要挑战，毕竟找到这样一个伴侣也就证明了他本身的强大。如果他与母亲的分歧非常大，那么他在爱情和婚姻上可能会比常人面临更多的挑战，甚至可能对他来说，异性是缺乏吸引力的。这种阻碍的程度分很多等级，如果它的等级很高，那么他可能将完全排斥异性，并发展为性偏好障碍。

　　如果父母婚姻和谐美满，孩子们往往就能对爱情和婚姻做好万全的准备。孩子们从父母的生活中得到对婚姻的最初印象，因此，那些婚姻失败的人也往往来自婚姻不幸的家庭，这一点并不令人惊讶。如果父母不能很好地达成合作，就无法教导孩子们学会合作。那么，我们通常可以通过观察一个人的家庭环境和他所受的家庭教育，以及他对父母、姐妹和兄弟的态度来判断他适不适合结婚。最关键的是要了解他是在哪种情境下为爱情和婚姻做好准备的。然而，我们必须对此保持谨慎，要知道，环境并不能决定一个人的所有行为，决定其行为的往往是他对环境的态度，这很重要。也许他在父母那里经历了非常不幸的家庭生活，但这也可能激励他在自己组建的家庭生活中做得更好，或者他会为婚姻做更充分的准备。我们绝不能因为一个人原生家庭的不幸，就对他进行全面的否定或排斥。

没有什么比始终追逐个人利益更可怕的了。如果他接受过这样的培养，就会始终沉浸于寻找生活中的快乐或刺激，一味追求自由和享乐，从不考虑让他的伴侣过上轻松和充实的生活。这无疑是一种灾难性的策略，就像一个人试图从尾部给马儿上颈套，这不至于是犯罪，但无疑是犯了错。因此，在我们塑造婚姻的态度时，不应只寻求自己舒适或逃避责任。一旦存在些许疑虑，爱情就不再稳定了。真正的合作需要建立在永恒不变的决心之上，只有这样，才能建立起牢不可破的婚姻联盟，从而真正体验到爱情的美好。这个决心包含生孩子，以及教育和引导他们学会合作，并竭尽我们所能让他们长大成人，成为一个自由、平等、负责任的人。良好的婚姻是培育下一代的最佳途径，婚姻应始终以此为目标。婚姻是神圣的，它有自己的规则和法则，我们不能只选择我们喜欢的部分而忽视其他部分，因为这违背了人类永恒的准则——合作。

如果我们把责任期限设定为五年，或者给婚姻一个试用期，便无法真正体验到深刻的爱情与忠诚。如果婚姻中的男女总是怀着逃避的念头，便无法全心全意地投入这项任务。这就像对待生活中所有严肃而重要的任务一样，必须全力以赴，不给自己留后路，不轻易设限，否则无论爱情还是婚姻都将很难达到极致。那些在婚姻关系中总是寄希望于寻找解脱之道的人，其实已经误入歧途。他们提出的解决方案只会打击那些准备步入婚姻的夫妻们，使他们更容易找到逃避应尽责任的出路。我深知现今的社会生活存在许多问题，而这些问题让许多人难以用正确的方式去解决爱情和婚姻的问题，尽管我们也希望根除这些问题，但就是不得要领。然而，如果因为这些困难就牺牲掉爱情和婚姻，那一定是不正确的。你我都明白，想要得到甜蜜而稳固的爱情，就需要付出忠实、真诚、信赖、全心全意和无私。你可以想象，如果一个人总是报以怀疑的态度，那他一定还没有做好步入婚姻的准备。如果婚姻双方都同意保留自己那份自由，那他们甚至连基本的友谊关系都无法维系，更不要说伴侣关系了。在伴侣关系中，一定要做好丧失自由的准备，因为我们已经将彼此绑定在了合作关系上。

2

　　让我通过一个例子来证明这种拒绝合作的自私行为会直接损害夫妻双方的利益，更有损于婚姻和人类福祉。

　　我记得有一对夫妇，他们曾各自经历过一段失败的婚姻，现在再一次进入婚姻。他们都受过良好教育且经过了深思熟虑，对这次的婚姻充满了美好的期望。然而，他们其实并未明白第一段婚姻破裂的真正原因，所以，虽然他们也在努力寻找解决问题的办法，却没有意识到本质的问题在于自己缺乏社会合作意识。他们自诩崇尚自由，期待这一次的婚姻能更加轻松，不去约束或控制对方。为此，他们提出一个建议，那就是约定好给彼此自由，让对方可以按照自己的意愿生活，做自己想做的事，同时又互相信任，坦诚交流彼此经历的一切。在这个问题上，丈夫勇敢地履行了约定，每次回到家，他都会迫不及待地向妻子分享过往的一切风流韵事，她似乎也非常享受听这些故事，而且会为丈夫的魅力感到骄傲。于是她也想像她丈夫一样，开拓更多的暧昧关系，然而一旦真正实施起来，她就害怕了。她无法独自外出，参加任何社交场合，她像个神经症患者一样把自己关在家里。一旦走出门，她就会被恐惧驱使回家。看起来，这种恐惧症像是她对自己所做决定的一种畏惧，但其实，它的背后另有隐情。由于她不能独自出门，丈夫就只能留在她身边照顾她。那么此时，他们当初约定好的规则已经被打破了，丈夫再也不能拥有他那份自由，因为必须陪在妻子身边。妻子也无法享受到自己的那份自由，因为她害怕独自出门。这个女人想要治好自己的恐惧症，就必须了解婚姻的真正含义，同时，丈夫也必须将婚姻视为一个需要夫妻双方合作完成的任务。

　　婚姻中的一些错误常常在婚姻还未真正形成时就初见端倪。那些从小在家中备受宠爱的孩子，往往会在婚姻生活中觉得被忽视。被宠坏的孩子因未曾经受过适应社会生活的训练而变得专横跋扈。他的伴侣会因此而感到自己是牺牲的那一方，每天就像被困在牢笼里一样感觉压抑，然后开始反抗。如果两个人都是从小就被宠爱的人，那么可想而知，情况将会多么糟糕。他们都希望从对方那里得到更多的关注和关爱，却永不知足。然后，他们开始寻找解脱之道，比如夫妻一方会试图与他人调情来引起另一方的关注。当然，有些人就是无法忍受将爱情投注于一个人身上，必须同时和两个人谈情说爱，才感觉自己是自由自在、无拘无束的。这种从一个人身边逃到另一个人身边的感觉，不需要承担什么责任。然而，同时拥有两个人实际上等于什么都没有拥有。

还有一些人会为自己创造一个虚幻的爱情理想或者无法实现的爱情目标，然后一心陶醉其中，看似自由自在地奔赴了爱情，又无须真正接近伴侣。过高的爱情理想只能使他们一次次错过可能的人选，因为他们总觉得周围的人配不上自己，无法实现理想的爱情。许多人，尤其是女性，因为成长过程中的某种误导而犯了厌恶并拒绝自己人格角色的错误。她们的这种自我设限阻碍了自然功能的发展，如果不加以治疗，就很难拥有美满的婚姻。这就是我之前提到过的"男性反抗"，尤其在我们现今的文化中，这种现象更为普遍。孩子们如果对自己的性别感到困惑，就很容易有不安全感。只要社会环境赋予男性以主导角色，无论男孩女孩，都会觉得男性角色是值得钦佩的。他们会怀疑自己是否有能力扮演这个角色，还会过度强调男子气概的重要性，并且会尽量逃避一切检验自己男性化特征的考验。现代社会中，很多人都对自己的性别不满，从而导致女性对男性冷淡，以及男性出现心理性功能障碍。然后，这些人都对婚姻和爱情充满抵触，而抵触又会引发一系列新的问题。除非可以做到真正的男女平等，否则我们根本无法避免这些问题。只要仍有一部分人对他们的性别感到不满，人类就很难在婚姻问题上取得完全的成功。唯一的解决办法就是贯彻男女平等的教育，我们绝不能让孩子对自己未来的角色模糊不清。

我深信，避免婚前性行为有利于确保爱情的真诚和婚姻的稳定。我发现，许多男性并不会真正欣赏那些在婚前便投身于他们怀抱的女性伴侣。他们往往将这样的行为视为鲁莽，甚至会为此深感震惊。此外，在当前的社会文化环境下，如果婚前发生亲密关系，女性往往需要承受更大的压力。

我们还必须认识到，将婚姻建立在恐惧之上而非勇气之上是一个重大的误解。我们清楚地知道，勇气是合作的基石，而如果男女双方是在恐惧的基础上才选择了对方作为伴侣，那么他们并不会真心地追求合作。当他们选择喜欢依赖别人或社会地位、教育程度远低于自己的人作为伴侣时，这一点尤为显著。他们恐惧真实的爱情和婚姻，进而期望打造一个受伴侣敬仰的婚姻环境。

通过友谊来培养社交兴趣是一种非常有效的方法。在友谊中，我们往往能学会以他人的视角来观察，以他人的耳朵来倾听，以他人的心灵去感知。如果一个孩子在生活中遭受挫败，被过度保护，在孤独中长大，没有伙伴和朋友，那么他就无法发展出与他人建立深厚情感联系的能力。他会以自己的世界为中心，以自己的利益为出发点。而从友谊中得到的锻炼实质上就能作为婚姻的基础，有助于培养合作的意识。我们经常在孩子们的游戏中发现激烈的竞争和超越他人的欲望，因此让两个孩子一起学习、一起工作、一起成长是十分有益的。同时，我们应该注意到舞蹈的力量。舞蹈是一种需要两人共同完成的活动，因此提供舞蹈训练对孩子的成长大有裨益。我说的并不是现代的舞蹈，现代舞更像是一种表演，而不是一项合作的任务。如果我们能为孩子们提供简单易学的舞蹈，这将对他们的个人发展是极大的助益。

职业准备也是婚姻准备的重要一环。如今，解决职业问题常常比解决爱情和婚姻问题更为迫切。一般来说，婚姻的双方都需要有稳定的工作，或者至少一方要有一份稳定的工作，以便这个小家庭可以自食其力或解决必要的经济问题。由此看来，妥善准备婚姻也包括妥善准备一份稳定的工作。

不难发现，一个人在追求异性的过程中总是体现出足够的勇气，而这恰恰是合作精神的体现。每个人都有其独特的方式来接近中意的异性，在求爱中所表现出的特质和个性，与其生活方式是保持一致的。在这种爱的表达中，我们可以看出他对人类的未来是否持肯定的态度，是否有合作的意愿和信心，或者他是否只关注自身的感受，是否害怕众人的注视，是否不断地在心里纠结："我表现得怎么样？他们会怎么看我？"一个人在追求爱情的过程中可能会谨慎行事，也可能冲动行事，但不论怎样，他的行事风格中都隐藏着他的生活目标和生活方式。当然，这绝不是唯一的表达方式，我们也不能仅仅通过他对异性的追求方式来判断他是否适合婚姻，因为在追求过程中他已经有了一个明确的目标，而在其他方面可能会犹豫不决，我们只期望可以从中获得一些蛛丝马迹。

3

在我们所处的文化背景下，人们通常期待男性主动表现出吸引力，或主动接近女性。只要这种期望尚存于世，就有必要训练男孩以男性的态度主动出击，不要犹豫不决或试图逃避。然而，只有当男孩们感到自己是社会生活的一部分，并接受和承认其优缺点时，他们才能真正接受这种训练。当然，女性在追求爱情时也可以主动出击，但我们主流的文化背景要求她们必须保持谨慎和矜持的态度，因此，女孩们只把这种追求表现在举止、个性、穿着、眼神，以及说话和倾听方式上。因此，男性的接近方式可以被视为更直接而表面，而女性的则更深入而复杂。

我们可以更深入地理解这一点。对另一方的吸引力肯定是必要的，人们理应得到这方面的训练，但它应该始终根植于对人类福祉的追求中。如果双方真的对彼此感兴趣，那么大可不必担心这种吸引力会轻易消失。吸引力消失的真正含义是兴趣的缺失。它是在告诉我们，伴侣中的一方已不再把另一方当作一个平等友好的合作伙伴，不再渴望丰富彼此的生活。人们有时可能会认为，兴趣仍在，只是吸引力已经消失了。这绝不是真的。有时候，我们会口是心非，或者思想混乱，但身体的反应总是最真实的。如果吸引力消失，那就意味着这两个人之间的合作出现了问题，他们已经对彼此失去了兴趣。至少其中有一个人已经不再希望直面爱情和婚姻的问题，并去积极地寻求解决办法了。

人类对性的驱动力与其他生物迥然不同，它如同一条连续不断的纽带，旨在为人类的繁衍生息提供保障。这是人类保障其共同利益和生存的特殊方式，通过人口的繁衍，从数量上确保生存的可能性。与此相对，其他生物的生存策略则更为多样化。比如，某些生物会生产大量的卵，虽然很多卵中途会遭到破坏，但由于数量众多，总有一部分能生存下来。而于人类而言，唯一可行的生存策略就是生育下一代。因此，我们可以看出，那些天生对人类共同命运怀有兴趣的人是最容易生育子女的；而那些对自己的同类不感兴趣的人，不论是有意识还是无意识的，总会避免肩负起繁衍的责任；那些只懂得索取而不舍得给予的人，会将孩子视为困扰和负担，认为孩子妨碍他们对自我的关注。因此，可以得出这样的结论，爱情和婚姻的问题决定于是否生育子女。一个良好的婚姻是培养下一代的基础，而这应该是所有考虑婚姻问题的人都应该明白的道理。

我们倡导实施一夫一妻制，也是为了解决爱情和婚姻中实际面临的问题。一段婚姻关系需要伴侣的深切投入和关注，使得双方都无法动摇和逃避这段关系。婚姻必然有破裂的可能，我们对此无法避免，但如果把婚姻和爱情当作一项要解决的社会任务，那么婚姻破裂的可能性就会大大降低。婚姻的破裂通常源于双方没有倾注全部的力量去维系婚姻，他们只是在等待接受，而不愿付出努力去创造婚姻。如果以这种态度去处理问题，当然会失败。把爱情和婚姻视为天堂是一个误解，同样，把婚姻视为坟墓也是一个错误。结婚只意味着一段新的关系的开始，在婚姻中，要面临真正的生活任务，以及去创造真正的社会机会。我们的社会文化总倾向于将婚姻视为目的，视为终点。从许多小说中可以看到这一现象，小说的大结局总是定格于男女主角步入婚姻殿堂，开启了新生活，就好像结婚能解决所有的问题，而他们的人生也就圆满了一样。此外，还需要强调的另一个重要的认识是，爱情本身并不能解决所有问题。爱情的形式多种多样，要想婚姻美满，最好依赖于兴趣、工作和合作。

婚姻并没有什么玄妙的。一个人的婚姻观念反映出他的生活方式，只有当我们整体理解了这个人时，才能理解他的婚姻观。这与他的努力和目标息息相关。由此，我们可以理解为何有那么多人总是想从婚姻中寻求解脱。可以肯定的是，持这种态度的人，一定是那些被宠坏的人。被宠坏的孩子长大后往往会对我们的社会生活构成一定的威胁。一般来说，他们的生活方式通常在四五岁时就已经形成，然后一直以这个固定的模式去理解生活："我可以得到我想要的所有东西吗？"如果他们得不到所有想要的东西，就会认为生活毫无意义，"如果我不能得到我想要的，我活着还有什么意义呢？"因此而陷入悲观，甚至萌生出求死欲，然后让自己病倒，变得神经质，再从错误的生活方式中构建一套自己的哲学体系。他们会认为自己的观点是毋庸置疑的："天啊！为什么人们总是要压抑自己的欲望和情感呢，这简直就是一场恶作剧。"

一直以来，他们都在接受这样的训练，只要哭的时间足够长，抗议的声音足够大，就能达成所愿，想要什么就能得到什么；他们看不到全部的生活，只盯着个人眼前的利益；他们不愿意为社会做出贡献，只希望轻松自在地活着；他们不接受任何拒绝，却希望可以试婚，最好是那种能轻易结束的婚姻；他们希望从婚姻初始就能约定在婚内仍享有自由，甚至可以不必对对方保持忠诚。

然而，夫妻中的一方真正对另一方感兴趣时，会表现出这样一种状态：他会成为一个真诚的朋友，会为对方负责到底，对伴侣保持专一。我认为，那些在爱情和婚姻中失败的人，应该从中反省自己的错误。

当然，对孩子的关心也是必要的。如果建立一段婚姻的基础与我所倡导的观点相悖，那么在孩子的教养上就会遇到很大的挑战。夫妻双方争吵不休，不注重婚姻的质量，放弃解决双方的问题，停止修复婚姻关系，甚至让关系继续恶化，那么这样的环境一定会给孩子的成长造成恶劣的影响。

夫妻双方一定会为自己不适合继续婚姻生活而找出很多的借口，这些借口有时看起来确实是合理的，分离也许是最好的选择。然而，这个决定该由谁来做呢？是否应该把这个决定权交到这些自身从未得到过正确的婚姻教育，从来不明白婚姻是一种责任，以及只关心自己的人手中呢？这些人当初是怎样看待结婚的，现在仍然会是怎样看待离婚的："我能从离婚中得到什么好处？"显然，这些人并不适合做出这样的决定。我们身边也有很多人，离了婚又复婚，然后再离婚，一次次地重复相同的错误。那么，谁才是最适合做出这个决定的人选呢？

或许可以这样设想，婚姻的问题应该交由精神科医生来决定是否应该结束它。但这将引发一个新问题。我不知道在美国是否如此，在欧洲，我发现大多数精神科医生都认为个人福利是最重要的。因此，通常来说，找精神科医生咨询是否离婚的问题，他们往往会推荐你去寻找一个新的伴侣，并认为这是解决问题的一种方式。我相信总有一天，他们会放弃这个看法，不再给出这样的建议。之所以会给出这样的建议，是因为他们从未得到过正确的训练，无法看清问题的整体连贯性，以及这个问题是如何与人类共同命运相联系的。而这样的联系正是我一直在强调的。

至于那些把婚姻问题只当作个人问题的人，显然也是错误的。虽然我无法全权代表美国的情况，但欧洲的经验告诉我，如果一名男孩或女孩出现神经质症状，精神病学家通常会建议他们寻找恋人，开启新生活。对于成年人，他们也会给出同样的建议。这种把爱情和婚姻看作灵丹妙药的观点往往只会带来更多的失望。正确处理爱情和婚姻的问题，实际上是人格魅力的最高层次的体现。没有哪个问题的解决会比它更能让我们感到幸福，且感到生活是真实而有意义的。我们无法将其视为琐事，更不能把爱情和婚姻当作赎罪或者治疗酗酒和神经质的手段。神经质的患者需要先接受正确的治疗，然后才能适应爱情和婚姻的生活。如果他们在还不适合处理这些问题的情况下就涉足其中，注定会遇到新的挑战和不幸。婚姻是一个崇高的理想，要实现这个理想需要我们付出巨大的努力和创造性活动，但它对于身心存在问题的人来说就成了一种额外的负担。

人们也有可能会带着某种不恰当的动机步入婚姻。有些人结婚只是为了经济保障；有些人因同情对方而结婚；还有些人期望找到一个可以供其驱使的伴侣。这些动机都是对婚姻不利的。我甚至还遇到过一个希望通过结婚来给自己增加困扰的人。比如一个年轻人，正受困于决定未来的一个考试或职业的选择，他害怕自己会失败，如果真的失败了，他也希望有一个借口为自己开脱。于是，他为自己找到了一个合适的借口，就是这场婚姻。

我们不应忽视或淡化这个问题，而应将其提升到一个更高的层次来加以重视，对此我十分坚定。在我所接触到的婚姻破裂的案例家庭中，女性所遭受的创伤更大，这无疑是因为，在我们的文化中，男性往往享有更多的优势。这并不是一个好现象，但我们无法通过个人的抵抗来将其克服。特别是在婚姻的语境中，个人的反抗可能会扰乱社会关系，甚至损害伴侣的利益。只有认识并改变我们整个文化的态度，才能真正解决这个问题。我的一位学生，拉西教授，她在底特律进行的一项研究发现，在她所调查的女孩中，有 42% 的人希望自己是男孩，这显示出她们对自己性别的强烈不满。当半数人对自己的身份感到失望，对自己的地位不满，并反感另一半人为何持有更大的自由时，解决爱情和婚姻的问题又谈何容易？如果在一个社会中，女性总是处于被忽视、被贬低的地位，并被视为男性的附属品，甚至认为男性的不忠是一种天性，那么爱情和婚姻的问题真的能得到解决吗？

综合我们所讨论的所有内容，我们可以得出一个简单、明了且具有实际意义的结论。人类并非天生就该一夫多妻制，或者一夫一妻制。但事实是，我们被划分为两种性别共同居住在地球上，且需要与人建立合作关系，而这一事实又要求我们必须解决三大生活课题。这些现实都决定着，只有实行一夫一妻制才可以确保个体品尝到美好的爱情，体验到幸福的婚姻，并实现人类的进步。